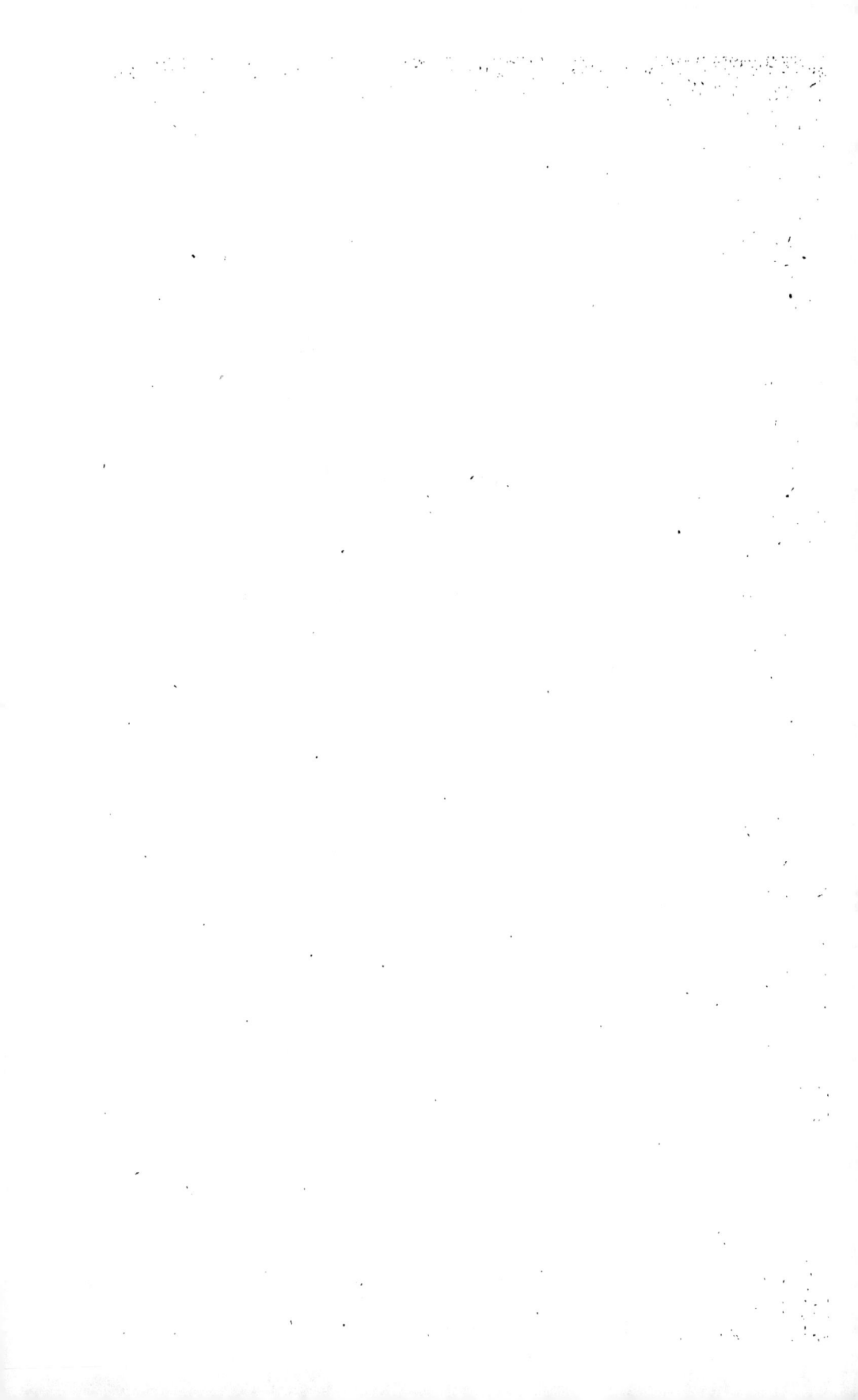

La Cure

de

Déchloruration

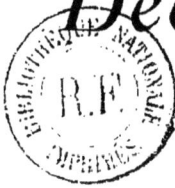

LES ACTUALITÉS MÉDICALES

Collection de volumes in-16, de 96 pages, cartonnés. Chaque volume : 1 fr. 50

LES ACTUALITÉS MÉDICALES

La Cure

de

Déchloruration

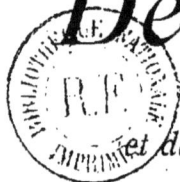

dans le Mal de Bright
et dans quelques maladies hydropigènes

PAR

Le Dr FERNAND WIDAL

PROFESSEUR A LA FACULTÉ DE MÉDECINE DE PARIS, MÉDECIN DE L'HOPITAL COCHIN

ET

Le Dr ADOLPHE JAVAL

LAURÉAT DE L'ACADÉMIE DE MÉDECINE

DEUXIEME ÉDITION REVUE ET AUGMENTÉE

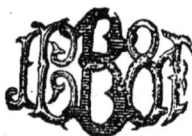

PARIS

LIBRAIRIE J.-B. BAILLIÈRE ET FILS

19, RUE HAUTEFEUILLE, 19

—

1913

Tous droits réservés

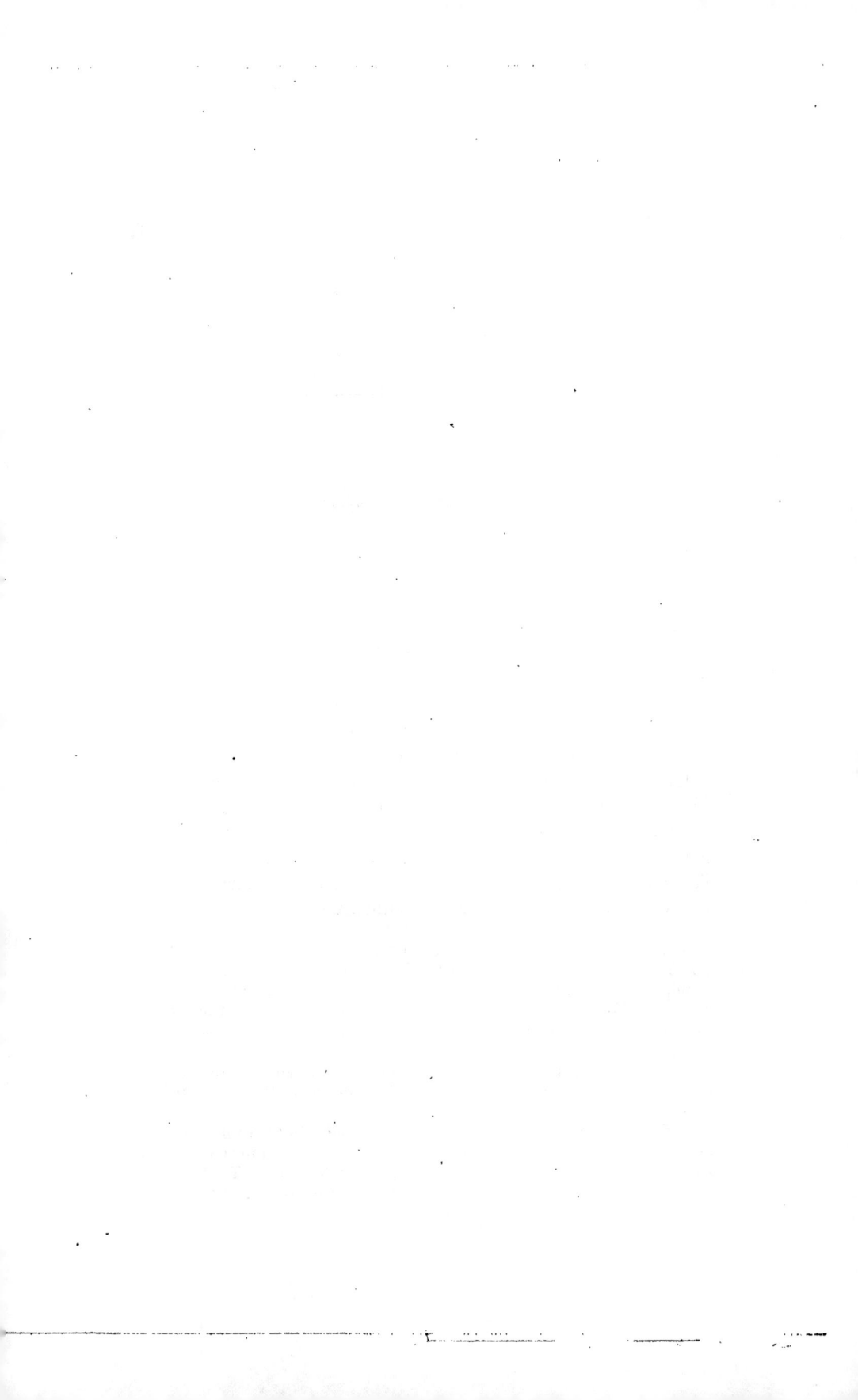

LA

CURE DE DÉCHLORURATION

DANS LE MAL DE BRIGHT

ET DANS QUELQUES MALADIES HYDROPIGÈNES

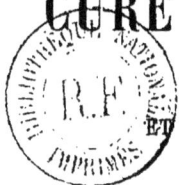

I. — HISTORIQUE.

La cure de déchloruration, que nous avons proposée en
1903 (1) pour combattre l'œdème brightique et les accidents
de la rétention chlorurée, est une méthode diététique qui a
pour base la restriction des chlorures alimentaires.

Nous l'avons proposée après que l'un de nous eut mis hors
de doute, avec Lemierre (2), le rôle du chlorure de sodium
dans la pathogénie de l'œdème brightique.

Cette méthode a été rapidement mise à l'épreuve, elle est
aujourd'hui d'une application courante.

Le régime hypochloruré avait déjà été employé par
Ch. Richet et Toulouse (3), dans un autre but, celui d'exalter
l'action thérapeutique du bromure de potassium chez les épi-
leptiques; en diminuant le sel de l'alimentation, on augmente
l'appétence des cellules pour le bromure et une certaine quantité de molécules bromurées se substitueraient ainsi dans les

(1) F. WIDAL et A. JAVAL, La cure de déchloruration ; son action sur
l'œdème, sur l'hydratation et sur l'albuminurie à certaines périodes de
la néphrite épithéliale (*Bull. et mém. de la Soc. méd. des hôp. de Paris*,
1903, p. 733). — La chlorurémie et la cure de déchloruration dans le
mal de Bright (*Journal de physiol. et de pathol. gén.*, 1903, p. 1107
et 1123).

(2) WIDAL et LEMIERRE, Pathogénie de certains œdèmes brightiques;
action du chlorure de sodium ingéré (*Bull. et mém. de la Soc. méd. des
hôp.*, 1903, p. 678).

(3) Ch. RICHET et Ed. TOULOUSE, Effets d'une alimentation pauvre en
chlorure sur le traitement de l'épilepsie par le bromure de sodium
(*C. R. de l'Acad. des sc.*, 1899, p. 850). — Ed. TOULOUSE, Traitement de
l'épilepsie par les bromures et l'hypochloruration (*Bull. et mém. de la
Soc. méd. des hôp.*, 1900, p. 10).

cellules aux molécules chlorurées disparues. Ils ont donné à cette méthode substitutive le nom de *thérapeutique métatrophique*.

La méthode que nous avons préconisée vise la déchloruration et surtout la déshydratation de l'organisme. Sa portée a rapidement dépassé les premières indications. En dehors du mal de Bright, les régimes hypochlorurés ont trouvé rapidement leur application dans les cardiopathies, les ascites, les phlébites.

Nous laisserons de côté dans le présent volume l'étude de la déchloruration dans les maladies du système nerveux et dans les gastropathies avec hyperchlorhydrie. Nous ne nous occuperons que des maladies hydropigènes et nous prendrons comme type le mal de Bright, affection qui permet de montrer d'une façon saisissante les résultats que l'on peut obtenir du régime déchloruré.

Il est intéressant de montrer tout d'abord la filiation qu'a suivie la question des chlorures avant d'entrer dans le domaine de la pratique.

On sait depuis longtemps que dans certaines maladies rénales les chlorures peuvent être retenus. Cette question a été soulevée par Frerichs, Bartels, Fleischner et Von Noorden.

Bohne (1) a donné la preuve de cette rétention au cours de certains cas d'urémie, en établissant exactement le bilan des chlorures par comparaison entre la quantité de sel éliminée et la quantité contenue dans les aliments. Il a montré, de plus, par des analyses que le chlorure de sodium était dans ce cas retenu dans les organes ; Achard et Lœper (2) ont ensuite fait des constatations analogues.

Marischler (3) a montré que le chlorure de sodium était retenu surtout dans les néphrites parenchymateuses ; ensuite, Achard et Lœper chez des sujets atteints de néphrite aiguë, Steyrer (4) ainsi que Strauss (5) chez des sujets atteints de

(1) BOHNE, Ueber die Bedeutung der Retention von Chloriden im Organismus für die Entstehung eurämischer und comatöser Zustände (*Fortschritte der Medizin*, février 1897, p. 121).

(2) ACHARD et LŒPER, Rétention des chlorures dans les néphrites (*Bull. et mém. de la Soc. méd. des hôp.*, 1902, p. 429).

(3) MARISCHLER, Ueber den Einfluss des Chlornatriums auf die Ausscheidung der kranken Niere (*Arch. für Verdauungskrankheiten*, 1901, Bd VII, p. 332).

(4) STREYER, Hofmeisters Beiträge, 1902, Bd II, Heft 9.

(5) STRAUSS, Die Harnkryoskopie in der Diagnostic doppelseitiger Nierenerkrankungen (*Zeitschr. für klin. Medizin*, 1902, Bd XLVII, p. 337).

néphrite parenchymateuse ont eu des résultats concordants.

Claude et Mauté (1), d'autre part, ont essayé de classer les néphrites au point de vue du pronostic et des indications thérapeutiques suivant la courbe cryoscopique et d'après la façon dont les éléments achlorés étaient éliminés après l'épreuve de la chloruration alimentaire; ils avaient cru à une aggravation du pronostic et posé l'indication du régime lacté, en cas de diminution de l'élimination chlorurée.

Les notions récemment acquises sur l'importance de l'action physique exercée par le chlorure de sodium dans les phénomènes biologiques ont permis de reconnaître le rôle capital joué par la rétention de ce sel dans la pathogénie de certains accidents développés au cours des néphrites.

Winter (2), dès 1896, a commencé à montrer le rôle du chlorure de sodium dans le maintien ou le rétablissement de l'isotonie des liquides de l'organisme et les recherches de Hallion et Carrion (3) ont apporté la preuve expérimentale que les chlorures étaient bien les agents compensateurs des déficits moléculaires.

Théaulon (4) a émis l'opinion que c'est en raison de la majoration de l'indice de concentration du plasma lymphatique que l'eau dans certains œdèmes était attirée dans les tissus, et Hallion et Carrion (5) ont, en 1899, réalisé l'œdème pulmonaire, en injectant des solutions hypertoniques de chlorure de sodium dans le sang des animaux.

Reichel (6), de son côté, a constaté que si l'on injecte une solution salée en un point de la peau d'un brightique, la résorption du liquide se fait très lentement.

Chauffard (7) a publié l'observation d'un homme atteint

(1) CLAUDE et MAUTÉ, La chlorurie alimentaire expérimentale dans les néphrites (*Bull. et mém. de la Soc. méd. des hôp.*, 1902, p. 424).

(2) WINTER, *C. R. de l'Acad. des sciences*, 11 novembre 1895, p. 696, et *Arch. de physiol.*, 1896, p. 114, 287, 296, 529.

(3) HALLION et CARRION, Contributions expérimentales à la pathogénie de l'œdème (*C. R. de la Soc. de Biol.*, 1899, p. 156).

(4) THÉAULON, Les conditions pathogéniques de l'œdème et sa physiologie pathogénique, Thèse de Lyon, 1896.

(5) HALLION et CARRION, Contributions expérimentales à la pathogénie de l'œdème (*C. R. de la Soc. de Biol.*, 1899, p. 156).

(6) REICHEL, Zur Frage des OEdems bei Nephritis (*Centralblatt für innere Medizin*, octobre 1898, n° 44).

(7) CHAUFFARD, Recherches de physiologie pathologique sur un cas d'ictère infectieux (*Sem. méd.*, 11 août 1900, p. 213).

d'ictère infectieux dont l'urine rare ne comprenait presque pas de chlorures. Après des injections salées répétées, ce malade n'éliminait ni plus d'eau urinaire, ni plus de chlorure, mais son poids augmentait chaque fois du poids des liquides introduits et de l'œdème apparut à la face. Cette remarquable observation comportait plusieurs enseignements précieux. Elle montrait qu'en injectant de fortes quantités d'eau salée à un sujet qui n'éliminait pas les chlorures, on n'en améliorait pas l'élimination et que l'on ne faisait qu'enfermer dans son organisme un excès d'eau salée, comme Achard et Laubry (1) l'ont constaté ensuite chez les pneumoniques. Enfin cette observation montrait surtout que l'eau salée ainsi retenue avait produit à distance un véritable œdème expérimental de la face.

L'excès de chlorures retenus ne séjourne pas dans le sang, mais passe dans les tissus. En injectant à un animal des solutions de chlorure de sodium ou de sucre, Cohnstein (2) avait constaté que le taux de ces subtances atteignait son maximum dans le sang d'abord et dans la lymphe ensuite. Lépine (3) a montré que le glycose injecté dans les veines d'un animal après ligature des uretères ne déterminait qu'une hyperglycémie passagère et que la proportion du sucre dans le sang revenait rapidement à la normale. Achard et Lœper (4) ont fait des observations du même genre, après injection de chlorure de sodium, de ferrocyanure de potassium ou de bleu de méthylène. Ils ont fait de plus des constatations pleines d'intérêt; ils ont vu, en particulier, que, chez les malades n'éliminant pas le chlorure ingéré, l'excès de sel disparaissait plus vite du sang que des sérosités et, par leurs expériences cliniques, ils ont bien mis en évidence son accumulation dans les tissus.

Von Koranyi avait émis l'opinion qu'il fallait compter aussi dans la pathogénie de l'œdème avec les produits de désintégra-

---

(1) ACHARD et LAUBRY, Injections salines et rétention des chlorures (Bull. et mém. de la Soc. méd. des hôp., 1902, p. 373). — LAUBRY, Étude et interprétation de quelques phénomènes critiques morbides, Thèse de Paris, 1903.

(2) COHNSTEIN, Weitere Beiträge zur Lehre von der Transsudation und zur Theorie der Lymphbildung (Arch. f. Physiol., 1895, Bd LIX, p. 350).

(3) R. LÉPINE, Relations entre la glycémie et la glycosurie (C. R. de la Soc. de Biol., 1900, p. 1006).

(4) ACHARD et LŒPER, Sur le mécanisme de la composition du sang et ses variations pathologiques (C. R. de la Soc. de Biol., 1901, p. 382). — Variations comparatives de la composition du sang et des sérosités (C. R. de la Soc. de Biol., 1901, p. 645).

tion des albumines, et Achard (1) émit de son côté l'hypothèse que, dans la pathogénie de l'œdème brightique, il fallait faire une place, non seulement au chlorure de sodium, mais aussi aux diverses substances dissoutes dans le sang. Cette hypothèse éclectique ne s'est pas vérifiée, et Von Koranyi est revenu récemment sur sa première opinion : « L'influence considérable, dit-il, du chlorure de sodium et le rôle nul de la rétention des produits de désassimilation des albumines est un fait capital et qui, je le reconnais, est en désaccord avec mes premières suppositions (2). »

Toutes les substances en excès dans le sang ne trouvent pas, en cas de besoin, une voie de dérivation interne largement ouverte dans l'intimité des tissus. L'urée, en particulier, dont la rétention est si fréquente au cours du mal de Bright, s'accumule avant tout dans le sang en vertu d'un mécanisme spécial que nous avons invoqué et nos recherches ne nous ont pas permis, nous le verrons, de constater une action hydropigène sous l'influence de l'urée retenue.

Si l'œdème pouvait être occasionné par les diverses substances en excès dans le sang, nous serions encore à rechercher le régime diététique à opposer aux hydropisies. Achard croyait que même des soustractions de substance seraient impuissantes à provoquer une crise thérapeutique. Il pensait qu'il faudrait agir sur le mécanisme régulateur de la composition du sang, c'est-à-dire sur le système nerveux qui, d'après lui, agirait dans l'espèce par l'intermédiaire de phénomènes sécrétoires et vaso-moteurs. Aussi, concluait-il que la solution d'un tel problème, en raison de ses difficultés, équivalait à peu près à supprimer la cause même de la maladie. Il est, au contraire, ressorti de nos recherches, que le chlorure de sodium est, parmi les substances dissoutes, la seule dont le médecin ait à se préoccuper dans la pathogénie de l'œdème brightique, et nous avons montré toute la simplicité du remède, qui consiste à restreindre le chlorure alimentaire.

Nous avons avec Lemierre fourni la preuve que par la seule ingestion de chlorure de sodium, en dehors de toute autre cause, et sans se préoccuper de l'absorption d'aucune autre substance, on pouvait à volonté et de façon pour ainsi dire expérimentale, faire réapparaître les œdèmes chez certains brightiques.

Pour faire une telle démonstration, nous nous sommes placés

(1) Ch. ACHARD, Mécanisme régulateur de la composition du sang (*Presse méd.*, 11 septembre 1901, p. 133).

(2) V. KORANYI U. RICHTER., Physikalische Chemie und Medizin., Zweiter Band., p. 160.

dans les conditions de l'observation clinique, faisant absorber par la bouche une dose fixe de sel sans addition d'eau à la ration alimentaire, et nous nous sommes gardés d'employer comme procédé d'épreuve les injections salées qui auraient pu troubler les conditions de l'expérience par l'introduction d'une certaine quantité d'eau supplémentaire et par l'accroissement de l'hypertension artérielle.

La question est dès lors entrée dans une phase nouvelle. Strauss a montré ensuite que, chez certains brightiques, les œdèmes disparaissent souvent lorsqu'on produit la polyurie et principalement la polychlorurie. Il en conclut qu'à de tels malades on doit prescrire le lait, qui contient peu de chlorures, et l'usage des diurétiques.

Le lait peut rester un aliment trop chloruré encore lorsqu'il lui faut assurer la ration d'entretien d'un brightique en état de rétention. C'est donc le lait qu'il fallait essayer de remplacer par une alimentation plus riche, mieux acceptée et en même temps plus efficace.

Nous avons montré comment, lorsque les circonstances le commandent ou lorsque le goût du malade l'impose, nous pouvons substituer au régime lacté un régime moins chloruré, encore composé d'aliments solides les plus variés.

Un tel régime, capable non seulement d'arrêter le progrès des œdèmes, mais encore d'en déterminer la rétrocession, réalise, comme nous l'avons montré, une véritable *cure de déchloruration*.

La pratique de la cure de déchloruration exige des notions préalables sur les besoins de l'organisme en sel, sur l'équilibre chloré et les rapports entre la chloruration et l'hydratation, sur l'imperméabilité rénale relative pour les chlorures, sur la nature des accidents relevant de la rétention chlorurée et sur les caractères qui les distinguent de ceux observés en cas de rétention azotée. Il nous faut donc commencer par étudier chacune de ces questions avec les développements qu'elle comporte.

II. — ROLE DU SEL DANS L'ORGANISME.

Avant de parler du régime de restriction du sel, quelques questions préjudicielles se présentent tout naturellement à l'esprit. Nous devons nous demander quel est le rôle du chlorure de sodium dans l'organisme, comment nous l'empruntons au monde extérieur, comment nous absorbons, comment nous l'éliminons et quelles sont les quantités qui nous en sont indispensables.

Corps nécessaire à la vie, le chlorure de sodium, par le jeu de ses molécules, qui sans cesse traversent les membranes vivantes, préside aux échanges et assure l'équilibre osmotique des humeurs. Winter a montré que si la pression osmotique des milieux de l'organisme est maintenue à peu près fixe malgré toute la série des actes physiologiques qui tendent constamment à la modifier, c'est grâce au chlorure de sodium qui va combler tous les vides moléculaires.

Les expériences de Lesné et Ch. Richet fils (1) ont montré que le chlorure de sodium exerce dans l'organisme une action protectrice, en diminuant la toxicité des poisons, comme il amoindrit l'action thérapeutique de certains médicaments.

LE SEL DANS LES TISSUS. — Le chlorure de sodium est de toutes les substances dissoutes celle qui est de beaucoup la plus répandue dans la nature ; il suffit pour s'en convaincre de rappeler que les océans en renferment l'importante proportion de 25 à 40 grammes p. 1000, suivant les régions. Les tissus des animaux et des végétaux, et par conséquent tous nos aliments en contiennent toujours une certaine proportion (2).

(1) Lesné et Ch. Richet fils, Des effets antitoxiques de l'hyperchloruration (*C. R. de la Soc. de Biol.*, 1903, p. 371).

(2) Sauf pour le lait, la quantité de chlorure de potassium contenue dans les humeurs et les tissus est, en général, assez petite par rapport à celle du chlorure de sodium. De plus, ces deux corps ont chimiquement et biologiquement des propriétés à peu près identiques, et leur différenciation serait souvent extrêmement difficile. Aussi, dans les analyses, confondons-nous dans un même chiffre la somme du chlorure de sodium et celle du chlorure de potassium. Voici quelques chiffres indiquant la teneur moyenne en chlorure de sodium par litre, de quelques humeurs de l'organisme (*).

Sérum sanguin	5	à 6
Liquide d'ascite	6	à 6,50
Liquide pleural	6	à 6,60
Liquide d'œdème	6,25	à 6,50
Liquide céphalo-rachidien	7	à 7,25
Liquide de kyste de l'ovaire	8	
Lait de femme	1,35	

(*) Javal, Contribution numérique à l'étude de la composition chimique des sérosités physiologiques et pathologiques de l'organisme chez l'homme. (*Journal de phys. et path. générales*, juillet, 1911).

Toutes les particules de notre organisme baignent dans des humeurs salées et l'on sait que la solution de sel à 9 p. 1000 est inoffensive pour les plus délicats de nos éléments anatomiques, qui sont adaptés à ce contact.

Dastre (1) a montré que chez certains animaux saignés à blanc, la vie peut être entretenue pendant quelque temps si l'on remplace le sang par cette solution salée appelée, à cause de ses propriétés, la solution physiologique. « Sans doute, dit-il, ce n'est pas une liqueur généreuse, les particules vivantes élémentaires n'y trouvent point de quoi se ravitailler et s'entretenir et elles n'y peuvent vivre qu'autant que durent leurs propres ressources; au moins n'ont-elles pas à en souffrir. »

L'atmosphère de chlorure de sodium dans laquelle la matière vivante se complaît au sein de notre organisme évoquerait, d'après la théorie de Quinton (2), le souvenir des origines marines de la vie animale. C'est, pour cet auteur, par tendance ancestrale que le milieu vital dans lequel baignent nos tissus est approprié aujourd'hui aux besoins de la matière vivante comme l'était le milieu extérieur aux temps primitifs. C'est, en tout cas, à l'eau de mer que nous empruntons toujours le sel des salines ou des mers anciennes à l'état de sel gemme, ou de sel des lacs salés.

LE SEL DES ALIMENTS. — Nous ne nous contentons pas du sel naturel contenu dans nos aliments; on nous fait, depuis le sevrage, contracter l'habitude d'en ajouter à nos mets une quantité supplémentaire.

Voici, sur cinq analyses, les quantités maxima et minima de chlorures contenues dans 1000 grammes d'organes humains (*) :

Cerveau	0,73 à 1,21
Cœur	1,75 à 2,87
Rein	1,34 à 3,90
Foie	0,96 à 1,31
Rate	1,75 à 2,92

Dans leurs analyses des divers tissus, les auteurs ne donnent en général que la teneur en chlore. Rappelons que le chlore se trouve dans le chlorure de sodium dans la proportion de $\frac{35,5}{58,5} = 0,61$. Pour évaluer en chlorure de sodium un chiffre donné de chlore, il faut diviser ce chiffre par 0,61 ou, ce qui revient au même, le multiplier par 1,65.

(1) DASTRE, Le sel ; le besoin physiologique du sel ; le sel du Sahara (*Revue des Deux Mondes*, 1er janvier 1901, p. 197).

(2) QUINTON, L'eau de mer milieu organique, Paris, 1904.

(*) JAVAL et ADLER, De la teneur des organes en chlorures et en eau (*C. R. de la Soc. de Biol.*, 1906, I, p. 1006).

On connaît les luttes et les révolutions qui eurent pour but, dans l'antiquité et sous l'ancien régime, la possession du sel. Tacite relate les guerres acharnées que se livraient les tribus germaniques pour la conquête des sources salées. On a maintes fois rappelé les désordres provoqués par l'impôt impopulaire de la gabelle.

La paie dans l'armée romaine prit le nom de *salaire* parce que le soldat recevait sa ration en sel aussi bien qu'en huile, en viande ou en froment.

L'appétence pour le sel n'est pas l'apanage de l'homme. Beaucoup d'animaux recherchent cette substance avec avidité. On l'emploie quelquefois pour masquer au bétail le goût désagréable des fourrages avariés.

Étant donné ce besoin de sel que l'homme semble avoir eu dans tous les temps et dans tous les lieux, il est naturel de se demander s'il n'est pas sans danger pour l'organisme de supprimer le sel ajouté à notre alimentation.

Des arguments d'ordre historique, ethnographique et physiologique permettent d'affirmer que la quantité de sel naturel contenue dans les aliments peut suffire aux besoins de la vie.

Tout d'abord, à y regarder de près, la consommation de sel, quoique très répandue, n'est cependant pas une pratique universelle. C'est là un argument remarquablement développé par Dastre qui a montré que tous les hommes ne salaient pas leur nourriture et que tous les animaux n'avaient pas de prédilection pour les chlorures.

L'homme à l'état de nature n'assaisonne pas ses aliments. Le sel n'a commencé à s'introduire dans l'alimentation qu'à partir du passage de la vie pastorale et nomade, à la vie sédentaire et agricole.

Il y a des populations et des castes qui n'ont jamais adopté l'usage du sel. Salluste rapporte que les Numides le dédaignaient et Plutarque s'étonnait de voir les prêtres égyptiens ne pas saler leurs aliments.

De notre temps, toutes les tribus du nord de la Russie et de la Sibérie qui se nourrissent du produit de la chasse et de la pêche, quoique vivant dans des régions où abondent les gisements, les efflorescences et les lacs salés, éprouvent une véritable répugnance pour le sel.

Sous d'autres latitudes, les Bédouins de l'Arabie, d'après Wrede, ne trouvent l'emploi ridicule et les Kirghizes du Turkestan qui se

nourrissent de lait et de viande n'en font point usage quoique
vivant dans des steppes salés.

Parmi les animaux, les carnassiers ont plutôt du dégoût que
de l'appétence pour le sel, et les carnivores qui vivent au milieu
de nous, comme le chien et le chat, n'ont pour lui que de l'indiffé-
rence.

Les hommes qui se nourrissent surtout de viande sont moins
avides de sel que les végétariens. C'est là une notion bien mise en
évidence par Bunge. La raison doit sans doute en être cherchée
dans ce fait, que le chlorure de sodium est en moins grande proportion dans les végétaux que dans la chair animale, surtout quand
la bête qui en provient n'a pas été saignée. La théorie de Bunge,
d'après laquelle le besoin de sel chez les animaux se nourrissant
de végétaux serait dû à la richesse des plantes en potasse, paraît
aujourd'hui à peu près abandonnée. Il faut en tout cas se garder
de conclure que l'addition d'une grande quantité de chlorure de
sodium est une nécessité même pour les sujets qui se nourrissent
exclusivement de végétaux. Ainsi Forel a rapporté, l'an passé, à la
Société de médecine vaudoise, que près de Locarno était établie
une communauté de végétariens s'abstenant rigoureusement de sel ;
deux sujets se sont maintenus en parfaite santé tout en n'ayant pas
consommé un grain de sel depuis trois ans. Dans nos contrées, les
végétariens par principe ne salent en général que très peu leurs
aliments. Certains herbivores sauvages, comme le lièvre et les
lapins, n'absorbent que le sel contenu dans les végétaux, et Laufer
fait observer que même les herbivores domestiques peuvent très
bien se passer de l'addition de sel. Il rappelle à ce sujet qu'on ne
donne pas de chlorure aux chevaux de l'armée non plus qu'à ceux
des différentes compagnies parisiennes de transport.

De toutes les substances minérales qui entrent dans la nourriture de l'homme, le sel marin est la seule qu'il ajoute à ses
aliments. D'autres corps minéraux, les sels de chaux ou le phos-
phate de soude, par exemple, prennent une part beaucoup plus
importante à la constitution de nos tissus ; nous nous contentons
cependant des quantités de ces substances naturellement contenues dans nos aliments. Comme ces sels n'ont aucune saveur,
on conçoit que nous n'ayons aucune tendance à en faire usage
pour nos préparations culinaires. La sapidité particulière du
chlorure de sodium explique notre goût à faire de ce corps un
condiment. D'après Lapicque, et c'est son opinion qui paraît la
plus vraisemblable, les peuples végétariens ajoutent du sel à

leurs aliments comme ils les additionnent d'autres condiments, simplement pour en retrouver le goût, tout comme les Indiens assaisonnent leur riz de cari on comme les Abyssins ajoutent du berbéri à leur durrha de maïs pour en relever la fadeur.

Le goût du sel n'est pas inné chez l'homme. Le nourrisson de six mois, malgré le besoin de sel que nécessite le développement à cet âge, n'en consomme journellement que $1^{gr},35$ environ dans le litre de lait de femme qu'il absorbe avec avidité.

C'est dès le sevrage qu'on nous donne l'habitude de saler nos aliments. Si l'on ne nous avait pas appris la saveur que leur donne l'addition de sel, les mets qui en sont dépourvus paraîtraient moins fades. La pratique de la cure de déchloruration nous montrera que certains sujets perdent rapidement ce goût artificiellement acquis.

La plus grande partie du chlorure de sodium sort inaltéré des émonctoires, tel qu'il était entré après y avoir joué, par action de présence de ses molécules, le rôle physique qui lui est dévolu, celui de parer au danger que ferait courir à nos cellules un milieu trop dilué.

LE SEL DANS LES HUMEURS ET LES EXCRETA. — Le sel que nous absorbons s'élimine par l'urine, les matières fécales et la sueur. L'urine est le véritable véhicule de l'excrétion chlorurée, les matières fécales et la sueur ne laissent échapper qu'une très faible quantité de sel.

Les matières fécales, dont le poids est de 100 à 150 grammes pour une alimentation mixte ordinaire, éliminent par jour $0^{gr},04$ à $0^{gr},24$ de chlorures. En cas de diarrhée, la quantité de matières fécales peut monter à 2 et 3 kilogrammes. La quantité des chlorures peut être alors augmentée dans des proportions considérables. L'un de nous (1) a publié l'observation d'un brightique atteint de diarrhée qui avait éliminé jusqu'à $3^{gr},55$ de chlorures par kilogramme de fèces, soit $9^{gr},51$ par jour.

Dans la pratique on peut négliger la quantité de chlorures contenus dans les matières fécales puisqu'elle n'atteint guère 2 p. 100 des chlorures urinés. En cas de diarrhée, au contraire, il faut tenir compte de cette voie d'élimination qui peut dépasser à certains moments, chez des brightiques, les chlorures urinés.

La sueur renferme, d'après les auteurs, 2 grammes à $2^{gr},50$ de

(1) JAVAL ET ADLER, La déchloruration fécale (*C. R. de la Soc. de Biol.*, 1906, I, p. 787).

chlorures alcalins par litre ; ce sont là des chiffres incertains, car les analyses ne peuvent porter que sur des sueurs très abondantes, produites artificiellement et qui n'ont sans doute pas la même composition que le produit de la perspiration cutanée normale. Les quelques centaines de grammes d'eau que l'homme au repos, et placé dans une atmosphère tempérée, sécrète par la peau et qui s'évapore au fur et à mesure, contiennent en tout cas une petite quantité de sel. Nous ne sommes pas à même de l'évaluer, mais, dans les mêmes conditions d'exercice et de température extérieure, nous pouvons considérer qu'elle ne varie guère.

Les urines éliminent de 10 à 15 grammes de chlorures par jour chez un sujet soumis à une alimentation normalement salée. Ce taux varie avec la déchloruration du régime ; il peut descendre au-dessous de 1 gramme ou s'élever à 20 ou 30 grammes, doses que certaines personnes absorbent chaque jour, comme l'avait remarqué Bunge. Ce sont là des doses anormales que dépassent encore parfois dans leur alimentation les sujets nerveux.

Comme Mongour et Carles (1), nous avons pu constater avec Lemierre et Digne (2) une élimination de chlorure de sodium allant jusqu'à 80 grammes par jour chez certains polyuriques hystériques. Il est intéressant de constater que les reins peuvent éliminer sans difficulté et sans dommage cette quantité énorme de chlorure.

Une quantité de 30 à 40 grammes de sel, prise par doses fractionnées et mêlée aux aliments, est absorbée sans produire de phénomènes d'intolérance. Avalée d'un coup dans un demi-litre d'eau, elle provoque nausées et vomissements.

En injection sous-cutanée ou intraveineuse, la toxicité, d'après Ch. Richet, est de 3 grammes par kilogramme.

BESOINS EN SEL. — Chez l'homme, la quantité de chlorures éliminée donne la mesure de la quantité absorbée, mais ne donne pas le chiffre de nos besoins en sel. Par contre, l'estimation chlorurée chez des sujets laissés à l'état de jeûne, en dehors de toute influence alimentaire, représente bien la quantité de sel soustraite aux tissus et donne la mesure de la quantité de chlorures dont l'apport est nécessaire pour rétablir l'équilibre chloruré dans

(1) Mongour et Carles, Polyurie essentielle (*Arch. gén. de méd.*, 1904, p. 2079).
(2) Widal, Lemierre et Digne, Polyurie hystérique et polychlorurie (*Gaz. des hôp.*, 1905, p. 279).

l'organisme. Luciani (1), qui a dosé les chlorures urinaires du jeûneur Succi, a trouvé que la moyenne de chlorure de sodium émise du 4e au 30e jour, c'est-à-dire pendant la période du jeûne complet, était de 0gr,66 environ.

C'est la quantité de sel perdue par les tissus qu'il faut remplacer pour combler le déficit ainsi créé, aussi est-ce la quantité de sel excrétée par un individu normal et à jeun qu'on peut considérer comme la quantité minima nécessaire à la consommation quotidienne.

Ch. Richet pense qu'il y a intérêt à prendre comme moyenne le chiffre obtenu à jeun, vers le troisième jour du jeûne, alors que l'individu n'est pas arrivé à l'état de dénutrition et il estime que la quantité de chlorure de sodium nécessaire peut être évaluée à 2 grammes environ par jour. Bunge prétend que l'addition de 1 à 2 grammes de chlorure de sodium suffit pour une alimentation moyenne. Laufer (2) a montré qu'un régime hypochloruré ne contenant que 2gr,50 de chlorure de sodium pouvait être longtemps continué sans le moindre dommage.

Nous sommes loin, on le voit, des 17 grammes par tête qui représentent en moyenne, d'après Dastre, la consommation quotidienne du sel en Europe, des 16 grammes qui composent la ration quotidienne du soldat français en temps de paix, et des 20 grammes qui composent sa ration de campagne.

Pour réaliser une alimentation suffisante au point de vue des matières azotées, grasses et féculentes, complètement dépourvue de chlorures, il faut, comme Förster (3), avoir recours à des artifices et traiter à plusieurs reprises de la poudre de viande par l'eau bouillante, de manière à enlever la presque totalité des sels solubles. Les chiens soumis à ce régime ont succombé plus vite qu'à l'inanition totale, c'est-à-dire à la suppression de tout aliment, à l'exception de l'eau, mais il s'agissait là non seulement d'une épreuve d'inanition salée complète, mais d'une véritable épreuve d'inanition minérale.

On voit toutes les difficultés qu'ont les physiologistes à se procurer pour leurs expériences des substances nutritives complètement dépourvues de sel. Aussi, ni l'homme, ni les animaux n'au-

(1) Luciani, Das Hungern, 1890, p. 172.
(2) Laufer, L'hypochloruration et l'action des bromures dans l'épilepsie, Étude physiologique. Thèse de Paris, 1901.
(3) Förster, Versuche über die Bedeutung der Aschebestandtheile in der Nahrung (Zeitschr. für Biologie, 1873, Bd IX, p. 297).

raient à se préoccuper, suivant l'expression de Dastre, du minimum de chlorure de sodium indispensable à leur vie; ce minimum serait couvert et au delà par la quantité de sel existant normalement dans les aliments naturels.

En donnant à un homme une nourriture moyenne, non additionnée de sel, fournissant 2 600 calories et composée de 100 grammes d'albuminoïdes, 50 grammes de graisse et 500 grammes d'hydrate de carbone, nous avons calculé qu'on pourrait ne faire absorber que 1^{gr},50 de sel, provenant de la chloruration naturelle des aliments. Suivant la composition du régime, ce chiffre peut s'élever à 2 grammes. Tout naturellement l'ingestion de chlorure naturel peut descendre à 1 gramme et au-dessous chez des sujets se contentant d'un régime déchloruré inférieur en quantité à sa ration moyenne d'entretien (1).

Nous sommes en mesure aujourd'hui de faire justice des prétendues observations toujours les mêmes qui se répètent sans critique, depuis plus d'un demi-siècle, dans le but de prouver les méfaits dus à la suppression du sel ajouté aux aliments. Ainsi, Barbier (2) a écrit : « On raconte que des seigneurs russes qui avaient voulu faire économie de cette dépense (du sel) pour la nourriture de leurs vassaux, ont vu ces derniers tomber dans un état de langueur et de faiblesse, ils offraient une pâleur morbide; ils

(1) Voici la teneur en chlorure de sodium de quelques aliments simples et usuels pour 1000 parties de leur poids :

Lait de l'Assistance publique de Paris. 1,57   d'après Widal et Javal.
Lait de ferme...................... 2 à 2,50 — Meillère.
OEufs.......................... 1,66   — Kœnig.
Beurre frais...................... 1   à 14 — Kœnig et Duclaux.
Blé........................... 0,13   — Gautier.
Farine......................... 0,17   — Gautier.
Haricots........................ 0,90   — Kœnig.
Riz........................... 0,02   — Kœnig.
Pommes de terre.................. 0,57   — Kœnig.
Pois.......................... 0,65   — Kœnig.
Lentilles...................... 2,32   — Kœnig.
Viande crue..................... 0,35 à 1,13 — divers.
Brochet (poisson d'eau douce)....... 0,48 — Gautier.
Aiglefin (poisson de mer).......... 5,40   — Gautier.
Fraises........................ 0,24   — Moleschott.
Cerises........................ 0,14   —   —
Prunes......................... 0,03   —   —

(2) Barbier, Note sur le mélange du sel marin aux aliments de l'homme. Communiqué à l'Acad. des Sciences (*Gaz. méd.*, Paris, 1838, p. 301).

étaient menacés d'un œdème général, des vers se développaient dans leurs intestins. » C'est ce racontar, provenant de source inconnue, qui a été repris par divers auteurs et notamment par Rabuteau pour soutenir que divers accidents et en particulier l'hydropisie, pouvaient suivre la suppression du sel.

On a souvent rappelé l'exemple des soldats qui, pendant le siège de Metz, ont souffert de privation de sel. Comme le fait judicieusement observer Laufer (1), le sel ne leur a pas fait défaut comme aliment, ils en trouvaient la ration nécessaire dans l'eau d'une source salée qui leur servait à préparer la soupe : le sel en grains ne leur a manqué que pour masquer la saveur répugnante de la chair de chevaux réduits par la famine au dernier degré de dépérissement.

On cite souvent les observations de Wundt (2), Klein et Verson (3), d'après lesquelles l'albuminurie pourrait être occasionnée par une alimentatiou pauvre en chlorures. Or, l'expérience de Wundt reprise par différents observateurs leur a donné des résultats contraires à ceux obtenus par cet auteur. Essaulow (4), chez l'homme alimenté pendant cinq à huit jours avec de l'eau distillée et de la caséine dépourvue ou à peu près de chlorure de sodium, chez le chien alimenté pendant cinq à vingt jours, soit avec de l'eau et de la caséine, soit avec de l'eau et du sucre, n'a jamais pu constater d'albuminurie. Chez l'homme, l'excrétion chlorurée était tombée cependant presque à $0^{gr},07$ et elle était tombée presque à $0^{gr},002$ chez le chien. Mêmes résultats négatifs ont été obtenus par Kaupp (5) chez les animaux et par Stokwis (6) chez l'homme.

Nous verrons que la restriction des chlorures, loin de provoquer l'albuminurie, en abaisse le taux chez certains brightiques.

(1) LAUFER, L'addition du sel aux aliments est-elle nécessaire? (*Revue scientifique,* 9 et 16 avril 1904, p. 455 et 489).
(2) WUNDT, Ueber den Kochsalzgehalt des Harns (*Constatt's Jahresbericht über die Fortschritte der ges. Med.,* 1853, Bd I, p. 136).
(3) KLEIN et E. VERSON, *Sitz. Ber. de K. K. Akad. math. phys. zu Wien.,* 1867, Bd IV, p. 627.
(4) ESSAULOW, *Jahresbericht über die Leistungen u. Fortschritte der ges. Med.,* Berlin, 1868, Bd I, p. 116.
(5) KAUPP, Beiträge zur Physiologie des Harnes (*Arch. für Physiologische Heilkunde.* Stuttgart, 1855, Bd XIV, p. 401).
(6) STOKWIS, Recherches expérimentales sur les conditions pathogéniques de l'albuminurie (*Journ. de méd., de chirurg. et pharmacie de Bruxelles,* 1867, t. XLIV-XLV).

On s'est demandé encore, si le chlorure de sodium n'avait pas une action sur l'élimination des produits de désassimilation, tels que l'urée ou l'acide phosphorique.

Les recherches expérimentales faites à ce sujet ont fourni des résultats contradictoires. Tandis que Voit a trouvé une augmentation de l'excrétion d'urée après l'absorption de grandes quantités de sel, Dubelin (1) a constaté au contraire une diminution de l'urée éliminée sous l'influence de l'ingestion de hautes doses de sel.

H. Claude (2), en faisant alterner brusquement des régimes hypochlorurés et normalement chlorurés, a vu la privation du sel provoquer la diminution de l'urée, l'augmentation de l'acide phosphorique, la diminution du coefficient d'utilisation azotée et l'augmentation des cœfficients phosphaturiques. Cette diminution de l'urée n'est que minime et passagère. Les périodes d'expériences poursuivies par Claude n'ont été que de courte durée, variant de trois à cinq jours, et lui-même fait remarquer qu'après une période d'adaptation de l'organisme, il est possible que ces troubles dans les mutations nutritives diminuent ou disparaissent.

Les recherches de Gabriel (3), celles de Dapper (4) ont montré que, chez des sujets sains, l'absorption de doses moyennes de chlorure de sodium était sans effet appréciable sur les échanges organiques.

Chez des brightiques soumis pendant longtemps à des régimes diversement chlorurés, dont nous connaissons toujours la teneur en chlorures et en albumine, nous n'avons jamais constaté que la diminution des chlorures alimentaires ait entraîné des troubles de l'élimination uréique ou une augmentation de la rétention d'urée dans le sang.

Enfin des observations prises récemment sur eux-mêmes par des médecins qui, ayant suivi pendant longtemps un régime

(1) Dubelin, Noch einige Versuche über den Einfluss des Wassers und des Kochsalzes auf die Stickstoffausgabe vom Thierkörper (*Zeitschr. f. Biol.*, 1891, N. F. Bd X, p. 237).

(2) Claude, Le chlorure de sodium et les mutations nutritives (*Bull. et mém. de la Soc. méd. des hôp.*, 1904, p. 810).

(3) Gabriel, Ueber die Wirkungen des Kochsalzes auf der Verdaulichkeit und Umsetzung des Eiweisses (*Zeitschr. für Biol.*, 1892, N. F. Bd XI, p. 554).

(4) G. Dapper, Ueber den Einfluss der Kochsalzquellen auf den Stoffwechsel des Menschen (*Zeitsch. für klin. Medizin*, Bd XXX, p. 376).

hypochloruré, ont jour par jour minutieusement étudié leurs échanges, mettent bien en évidence la tolérance de l'homme pour la restriction des chlorures alimentaires.

L. Ambard (1), qui s'est soumis pendant cinquante et un jours à un régime ne renfermant pas plus de 1gr,75 de NaCl par ration quotidienne, a constaté la régularité remarquable de l'élimination moyenne de ses chlorures. Malgré la longueur de l'expérience, il n'a jamais ressenti le moindre trouble fonctionnel : ses urines n'ont jamais été albumineuses et son poids est resté sensiblement le même.

André Mayer (2) pendant vingt-cinq jours a suivi un régime achloruré dont la teneur quotidienne était environ de 1gr,25.

L'un de nous (3) a supporté pendant trente jours, sans le moindre malaise, un régime qui ne comportait pas plus de 1gr,50 de chlorures par jour.

Voilà donc des observations précises prouvant que la petite quantité de sel naturellement contenue dans une ration physiologique peut être longtemps supportée par l'homme normal, sans le moindre dommage pour la santé. Nous avons suivi des brightiques, qui, laissés pendant de longs mois en équilibre chloruré avec 2 grammes, n'ont jamais présenté d'accidents pouvant être mis sur le compte de l'absence des chlorures alimentaires. Un de nos malades a été au régime déchloruré pendant six ans, il a suivi son régime exactement, comme le prouvait l'analyse de ses urines, faite de temps en temps, et il se porte parfaitement bien.

De ce long préambule, retenons que l'organisme ne perd qu'une très faible proportion de chlorure qui entre dans la composition de nos humeurs et de nos tissus. Pour assurer la ration d'entretien en chlorure de sodium, il suffit donc que notre alimentation contienne une dose minime de ce sel.

L'excès de chlorures que l'homme absorbe pour son agrément est sans danger pour l'organisme sain qui en assure facilement

(1) L. AMBARD, Régime hypochloruré observé durant cinquante-un jours. Équilibre chloruré. Effets de l'adjonction de $SO^4 Na^2$ et de $AzO^3 K$ à ce régime sur l'élimination de NaCl (C. R. de la Soc. de Biol., 1905, p. 375).

(2) A. MAYER, Observations sur l'urine de l'homme sain, soumis à une alimentation pauvre en chlorure de sodium (C. R. de la Soc. de Biol., 1905, p, 377).

(3) F. WIDAL, Les régimes déchlorurés (Rapport au VIIIᵉ Congrès français de médecine, Liége, 1905).

l'élimination quotidienne, mais il devient, dans certains états pathologiques, nuisible pour l'organisme malade et sa nocivité varie alors proportionnellement au degré de sa rétention.

III. — ÉQUILIBRE CHLORÉ DE L'ORGANISME NORMAL.

A l'état normal, l'organisme est en état d'équilibre chloré. Les chlorures sont excrétés en même quantité que les chlorures ingérés. Les analyses de Langlois et Ch. Richet (1) ont montré que la chloruration des tissus reste la même chez les animaux soumis au jeûne ou chez des animaux dont on augmente le sel de la ration alimentaire. Les tissus finissent par perdre un peu de chlore chez des animaux qui continuent à s'alimenter tout en restant privés de chlorures. L'équilibre chloruré se rétablit avec une rapidité remarquable après ingestion d'un supplément de sel.

Chez un sujet normal soumis à un régime fixe depuis cinq jours, Röhmann (2) a constaté qu'un supplément de 5 grammes de sel augmentait l'élimination des chlorures, mais que déjà le lendemain l'équilibre chloré était rétabli. Tous ceux qui ont reproduit cette épreuve chez les sujets sains ont fait des constatations analogues.

Si on fait absorber des doses successives de chlorure de sodium à des sujets soumis au préalable au régime déchloruré, l'organisme refait ses réserves et en retient une certaine quantité; il faut alors quelques jours pour que l'équilibre s'établisse entre l'excrétion et l'ingestion. Une rétention permanente des chlorures est toujours un phénomène pathologique.

Pour chercher s'il y a déchloruration ou rétention des chlorures dans l'organisme, il faut avant tout dresser le bilan du sel ingéré et excrété.

BILAN DES CHLORURES. — Ce bilan ne peut fournir de renseignements précis que s'il est établi par nychtémère et suivi pendant plusieurs jours consécutifs. On ne saurait trop répéter que

---

(1) LANGLOIS et RICHET, De la proportion des chlorures dans les tissus de l'organisme (*Journ. de physiol. et de pathol. gén.*, t. II, 1900, p. 742).

(2) RÖHMANN, *Zeitschr. f. klin. Medizin*, 1879, p. 513.

l'appréciation des quantités de chlorures urinés n'a de signification que par la comparaison des chlorures ingérés.

Pour connaître exactement la quantité des chlorures absorbés, il faut distinguer les cas où le sujet est au régime lacté, au régime déchloruré ou au régime salé ordinaire.

S'il est au régime lacté, il suffit de connaître la quantité de lait absorbé pour en déduire, d'après des moyennes bien connues, la quantité de chlorures absorbée.

S'il est à une alimentation déchlorurée, on sait que la ration d'entretien comporte à peu près 1ᵍʳ,50 de chlorures naturels et il suffit de prendre ce chiffre comme moyenne des chlorures ingérés.

Si enfin, le sujet veut prendre un régime salé, il lui faut de toute nécessité peser exactement chaque jour la quantité de sel dont il additionnera ses aliments pour les besoins culinaires. Il est bon d'employer du sel chimiquement pur, car le sel de commerce contient couramment de 10 à 15 p. 100 d'eau et d'impuretés, comme nous l'avons vérifié. Supposons qu'un tel sujet prenne chaque jour 5 grammes de sel pour la préparation de ses aliments; en ajoutant à ce chiffre celui qui représente la petite quantité de chlorures naturellement contenue dans les substances alimentaires, on obtient un total de 6ᵍʳ,50 qui correspond d'une façon suffisamment exacte à la quantité de chlorures ingérée.

On peut ainsi graduer à volonté l'épreuve de la chloruration alimentaire et, comme nous le verrons plus loin, la réaliser pour le plus grand profit du malade avec un régime très peu chloruré.

Il est indispensable, sous peine de commettre des erreurs grossières, de recueillir l'urine totale des vingt-quatre heures. La proportion de sel par litre d'urine ne fournit aucune indication utile. Pendant les jours d'épreuve, il faut adopter une heure fixe pour le début du nychtémère; l'heure du réveil est celle qui convient le mieux à cause de l'éloignement du repas précédent : elle permet de réduire à leur minimum les causes d'erreur provenant des variations de la digestion et de la rapidité de la sécrétion rénale.

MÉTHODES D'ANALYSE. — De nombreuses méthodes d'analyse ont été proposées pour doser le sel dans les aliments ou dans les excrétions. La méthode générale consiste à calciner la matière à analyser et à doser les chlorures dans les cendres. Pour les urines, même albumineuses, on peut employer la méthode plus rapide de Volhard (1) qui donne des résultats très exacts, et qui a le grand avantage de se faire entièrement à froid.

Le médecin doit savoir que parmi les analyses qu'il peut avoir à demander, le dosage du chlorure urinaire est un des plus simples et des plus rapides ; il peut donc très facilement obtenir de le faire pratiquer en série, plusieurs jours de suite ; ces analyses plusieurs fois répétées demandent moins de peine dans leur ensemble qu'une analyse urinaire complète telle qu'on a l'habitude de l'imposer au pharmacien, analyse dont le médecin ne peut tirer aucun parti, si le malade n'est soumis à certaines conditions d'observation et de diététique.

Les méthodes très rapides de dosage des chlorures qui ont été proposées dans ces derniers temps sont d'une exactitude insuffisante. Il vaut mieux renoncer au dosage que de se baser sur des chiffres par trop approximatifs, d'autant plus que, par la pesée journalière du malade, comme nous le verrons plus loin, le clinicien possède un autre moyen très rapide d'apprécier la rétention chlorurée.

IV. — VARIATIONS PHYSIOLOGIQUES DE LA CHLORURATION ET DE L'HYDRATATION DE L'ORGANISME.

Il existe à l'état normal un état d'équilibre entre la chloruration et l'hydratation de l'organisme soumis d'une façon continue à une alimentation ordinaire.

Or, avant d'étudier les rapports existant entre la chloruration et l'hydratation dans certains états pathologiques, il est intéressant de chercher si l'on ne peut observer un changement d'hydratation dans l'organisme normal en faisant varier brusquement le taux de la chloruration alimentaire.

(1) Cette méthode consiste à précipiter les chlorures de l'urine par un excès connu de nitrate d'argent ; le sel non décomposé est ensuite dosé par le sulfocyanate d'ammonium en présence de l'alun de fer comme indicateur coloré.

Il suffit de préparer à l'avance des solutions titrées décinormales de nitrate d'argent et de sulfocyanate d'ammonium, une solution saturée à froid d'alun de fer, d'avoir à sa disposition une pipette graduée, deux ballons jaugés, une burette graduée et un filtre, et en quelques minutes le dosage sera effectué.

Pour résoudre cette question, nous avons dressé le bilan (1) des chlorures chez des sujets normaux soumis à une alimentation absolument fixe, isohydrique, rigoureusement pesée et dont nous ne faisions varier que la chloruration. Après avoir prescrit un régime salé pendant l'application duquel nous avions vérifié l'équilibre chloruré, nous avons supprimé brusquement le chlorure de sodium du régime qui ne renfermait plus que la petite quantité de sel contenue naturellement dans les aliments.

Chez un de nos sujets par exemple, après l'application de ce régime hyperchloruré, l'équilibre chloruré mettait trois jours à s'établir. En d'autres termes, pendant trois jours il y avait excès d'élimination chlorurée qui se chiffrait par une déchloruration totale de 11 grammes environ. En même temps, le volume des urines avait augmenté et le poids du corps avait diminué de 1700 grammes. A ce moment, l'équilibre chloruré était atteint et le poids restait stationnaire, comme nous avons pu le vérifier pendant quatre jours. Nous avons alors ajouté à ce même régime la dose quotidienne de 15 grammes de chlorure de sodium qui avait été précédemment supprimée. Après trois jours, le poids est remonté de 1750 grammes ; pendant deux jours, il y eut rétention chlorurée équivalente à la déchloruration précédente et le troisième jour l'équilibre était rétabli.

Ainsi, nous avons bien provoqué une variation dans la chloruration de l'organisme, mais nous avions obtenu parallèlement une variation de l'hydratation. Le chlorure de sodium éliminé avait entraîné l'eau, le chlorure de sodium fixé en avait retenu et cela dans les mêmes proportions.

Les variations en chlore total dans l'organisme entraînent des variations dans le même sens de la quantité de liquides interstitiels et ces variations de quantités ont précisément pour résultat de troubler au minimum leur concentration moléculaire.

Ainsi s'expliquent ces variations de quelques centaines de grammes si rapidement et si facilement obtenues au début des cures d'amaigrissement et qui sont dues en partie à la déshydratation.

Dans la pratique on ne passe jamais d'un régime très chloruré à un régime aussi peu chloruré que possible, aussi n'observe-t-on dans ces conditions que de petites variations de poids par hydradation et déshydradation.

(1) WIDAL et JAVAL, Variations de la chloruration et de l'hydratation de l'organisme sain (*C. R. de la Soc. de Biol.*. 1904, p. 436.)

Douze grammes de sel environ, $1^{kgr},5$ à 2 kilogrammes d'eau constituent les quantités flottantes que beaucoup de sujets normaux peuvent perdre quand on leur impose des régimes présentant des différences de chloruration extrèmes. Ces chiffres peuvent présenter des variations en plus ou en moins, suivant les personnes, suivant les circonstances et suivant les moments. De même l'équilibre chloruré peut, suivant les cas, être plus ou moins long à s'installer; il ne peut s'installer qu'après dix, douze jours et plus. Ambard a observé sur lui-même une perte de 15 grammes de chlorures et de 1500 grammes de son poids avant d'avoir retrouvé son équilibre chloruré. Nous avons constaté que certains sujets normaux peuvent perdre jusqu'à 25 grammes de chlorures. Les grandes pertes de sel semblent s'observer surtout chez les personnes présentant un certain embonpoint. Jamais cependant nous n'avons vu le poids baisser de 2 kilogrammes, alors même que le régime déchloruré maintenu isohydrique et isothermique était continué pendant plusieurs semaines.

Chez un sujet en état d'équilibre chloré, l'absorption continue d'une grande quantité d'eau occasionne la polyurie mais n'entraîne pas de polychlorurie. L'étude des échanges que nous avons faite sur des polyuriques nerveux avec Lemierre et Digne (1) est démonstrative à cet égard. L'excrétion chlorurée chez de tels sujets ne diffère en rien de celle des individus normaux. Ils sont polyuriques parce qu'ils boivent beaucoup, étant avant tout polydipsiques, mais s'ils deviennent souvent polychloruriques, c'est uniquement parce que les caprices de leur appétit nerveux les poussent à consommer une grande quantité de sel. Qu'on vienne à leur imposer un régime hypochloruré, tout en continuant à leur donner de quoi satisfaire leur soif, ils resteront polyuriques, mais la quantité de chlorures éliminés se proportionnera à celle des chlorures absorbés. Ainsi, un de nos polyuriques continuait à uriner de 8 lit. 500 à 13 litres par jour, alors que n'absorbant plus que la dose quotidienne de 6 à 7 grammes de chlorures il en éliminait la quantité correspondante. Les urines à ce moment étaient tellement diluées que leur point cryoscopique tomba certain jour à — 0,17.

Les grands courants d'eau qui traversent l'organisme des polyuriques ne dépouillent donc pas leurs humeurs et leurs tissus des chlorures nécessaires au maintien de l'é uilibre osmotique;

(1) WIDAL, LEMIERRE et DIGNE, *loc. cit.*

le fait est à rapprocher de celui observé chez les animaux d'eau douce qui conservent fixe leur chloruration, tout en vivant dans un milieu dont l'action osmotique tend sans cesse à les déchlorurer.

A. Mayer (1) a constaté qu'en réduisant l'eau ingérée au minimum sans réduire le sel absorbé, on obtenait une déshydratation très petite et passagère. Si l'on réduit l'eau absorbée sans réduire le sel, la concentration de nos humeurs ainsi produite retentit sur le système nerveux et, d'après la théorie remarquablement développée par Mayer (2) dans sa thèse, produit une soif compensatrice irrésistible jusqu'à ce que nos humeurs soient revenues à leur concentration normale.

L'équilibre entre le sel et l'eau est un besoin tellement physiologique qu'on ne peut chez un sujet normal faire varier dans les limites extrêmes la quantité de sel absorbée sans faire varier dans une certaine mesure la quantité d'eau fixée (3). L'entrée et la sortie de cette quantité d'eau flottante sont réglées en grande partie par la chloruration.

Au cours de certains états morbides, dont le type est la néphrite à prédominance épithéliale, le chlorure de sodium, retenu à certains moments dans l'organisme, du fait de l'imperméabilité rénale, détermine l'hydratation des tissus. Dans nombre de cas, la masse de l'œdème ainsi formé se proportionne assez régulièrement à la quantité de sel retenu, c'est dans ces cas que l'on peut suivre d'une façon schématique les bons effets de la cure de déchloruration.

Commençons donc par étudier les effets de la rétention du chlorure de sodium chez ces brightiques à poussée de néphrite épithéliale. Nous aurons à étudier ensuite si dans d'autres états morbides le chlorure de sodium retenu occasionne également l'hydratation et l'œdème.

---

(1) MAYER, loc. cit.

(2) MAYER, Essai sur la soif, ses causes et son mécanisme, Th. Paris, 1900.

(3) LABBÉ et MORCHOISNE (Le métabolisme de l'eau et des chlorures; Revue de méd., avril 1905, p. 250). Labbé et Morchoisne ont obtenu des résultats confirmatifs et ont conclu de leurs observations que les brusques variations de poids observées d'un jour à l'autre chez un sujet sain sont dues uniquement à des rétentions ou à des décharges brusques d'eau et de chlorures.

V. — RÉTENTION RÉNALE DES CHLORURES.

On sait qu'au cours de certaines néphrites les chlorures insuffisament éliminés sont retenus dans l'organisme.

C'est par les reins que s'élimine à l'état normal l'excès de chlorures inutiles à nos besoins et que s'établit l'équilibre entre leur entrée et leur sortie. Aussi lorsque au cours du mal de Bright on note une rétention de ces substances, il y a tout lieu de penser que c'est au niveau des reins lésés qu'elles ont été arrêtées au passage. C'est là une conception si naturelle qu'elle se passe de longs commentaires.

Les troubles cardiaques, vasculaires ou nerveux ne sont que des facteurs secondaires. Achard a invoqué encore l'action de facteurs interstitiels; mais leur rôle, encore hypothétique, ne saurait être en tout cas qu'accessoire. Les auteurs comme Achard (1) ou Ambard qui croient à leur action sont d'ailleurs obligés de se rallier à une opinion mixte et de faire quand même une part aux reins pour expliquer la rétention.

Ce rôle des reins est bien mis en évidence par une série d'expériences faites sur les hommes et sur les animaux.

Ainsi Lépine (2) a vu que les chlorures éliminés par un rein lésé par contrepression étaient moins abondants que ceux éliminés par le rein sain.

Dans les cas de néphrite unilatérale rapportés par Albarran et

_____

(1) ACHARD indique, en particulier, l'urée comme substance capable de retenir les chlorures dans les tissus. Des arguments d'ordre physique apportés par AMBARD (*Semaine méd.,* 1904, p. 313) et des arguments d'ordre biologique que nous développerons au chapitre IX montrent qu'il est difficile de souscrire à une telle opinion, au moins pour l'urée. Pour Ambard, des déchets toxiques non éliminés par les reins agiraient pour attirer les humeurs œdémateuses dans les tissus ; ces substances albuminoïdes toxiques rentrent dans la première catégorie des lymphagogues de Heidenhain. Ce n'est là d'ailleurs qu'une hypothèse et il est à noter que la rétention chlorurée s'observe fréquemment chez les brightiques en dehors de toute rétention azotée.

(2) LÉPINE, Modifications dans la composition de l'urine sous la dépendance des troubles apportés au fonctionnement du rein (*Gaz. hebd.,* 1898, p. 364).

Bernard (1), Casper et Richter (2), V. Illyès et Kovesi (3), le cathétérisme des uretères a permis encore de constater que l'urine
provenant du rein malade était plus pauvre en chlorures que
l'urine provenant du rein sain.

*CHLORURATION ET DÉCHLORURATION CHEZ LES BRIGHTIQUES. — RAPPORT
ENTRE LA CHLORURATION ET L'HYDRATATION.* — L'action du sel retenu
sur l'apparition de l'œdème de certains brightiques, et inversement
l'action déshydratante de la cure de déchloruration peuvent chez
certains sujets être mises en évidence avec toute la rigueur d'un
fait expérimental.

Pour qu'un tel exemple ait toute sa force démonstrative, on
doit imposer certaines règles diététiques au sujet qui le fournit.

Le malade doit être soumis tantôt au régime lacté, tantôt à des
régimes composés d'aliments très simples, mais variés et toujours strictement pesés. Il faut avoir soin de composer toujours
ces régimes de telle sorte qu'ils soient à peu près de même
richesse en albuminoïdes et à la fois isothermiques et isohy-
driques, c'est-à-dire, fournissant à l'organisme le même nombre
de calories et contenant la même quantité d'eau. De grands écarts
dans la quantité de boissons pourraient en effet troubler les conditions de l'observation.

En opérant de la sorte, il est facile de voir si, pour une même
quantité d'eau absorbée, on observe réellement de grandes variations dans l'hydratation de l'organisme, et cela uniquement suivant le degré de déchloruration du régime. On peut encore s'assurer ainsi, que les grandes variations de l'albuminurie n'ont
rien à voir avec la quantité d'albuminoïdes toujours à peu près
la même, fournie par les différents régimes.

Dans un cas d'étude il est encore nécessaire d'établir le bilan
des échanges en chlorures et en eau. Il faut, pour cela, noter
chaque jour la quantité des urines, et en doser les chlorures :
il faut, d'autre part, calculer parallèlement la quantité de sel
contenue dans les aliments ingérés, et l'additionner à la quantité
de chlorure de sodium prise en nature, pendant les périodes où

(1) ALBARRAN, Tuberculose rénale et pyélite tuberculeuse, diagnosti-
quée au début de leur évolution par le cathétérisme urétéral (*Soc. de
chirurgie*, 24 octobre 1900).

(2) CASPER et RICHTER, Funktionnelle Nierendiagnostik, Berlin, 1901.

(3) V. ILLYÈS et KOVESI, Der Verdunnungsversuch im Dienste der
funktionnellen Nierendiagnostik (*Berlin. klin. Wochenschrift*, 14 avril
1902).

le malade est soumis à l'épreuve de la chloruration alimentaire.

On a ainsi tous les éléments pour étudier les rapports entre les différents régimes imposés au malade et les variations de son poids, de son hydratation, de ses œdèmes, de son albuminurie et de sa chloruration.

Pendant soixante-douze jours nous nous sommes imposé ces conditions d'observation pour l'étude d'un brightique à prédominance épithéliale. C'est l'histoire de ce malade qui nous a permis de prouver pour la première fois l'action bienfaisante du régime déchloruré chez les brightiques; on trouvera sa courbe ci-après (p. 40 et 41).

Durant ce long temps, neuf fois nous avons fait varier brutalement la chloruration du régime, soumettant notre sujet pendant quatre périodes à une alimentation chlorurée et pendant cinq périodes à une alimentation déchlorurée.

En changeant ainsi neuf fois chez notre malade la chloruration du régime, nous avons provoqué alternativement quatre fois la rétention de chlorures et cinq fois la déchloruration de l'organisme.

L'hydratation et la déshydratation des tissus se sont toujours montrées parallèles à la chloruration et à la déchloruration. Quatre fois nous avons noté la rétention des chlorures et quatre fois nous avons noté l'augmentation simultanée du poids par hydratation. Deux fois nous avons pu pousser cette hydratation jusqu'à l'apparition de l'œdème. Cinq fois nous avons provoqué la déchloruration, et cinq fois nous avons noté parallèlement une perte de poids par déshydratation.

Voici un malade qui, depuis le début de sa néphrite, ne pouvait plus supporter une alimentation solide sans voir immédiatement les œdèmes apparaître et l'albuminurie s'élever. Il lui suffisait de quelques jours de régime lacté pour voir les œdèmes s'effondrer et l'albuminurie diminuer.

Or, chez cet homme, nous avons pu, avec le régime lacté, faire éclater les crises d'œdème et d'albuminurie; avec un régime composé de 400 grammes de pain ou de 1 000 grammes de pommes de terre, nous avons pu à volonté faire disparaître l'œdème et diminuer l'albuminurie.

Qu'a-t-il fallu pour produire des effets si contraires? Simplement intervertir la chloruration ordinaire des régimes. Dix grammes de chlorure de sodium pris quotidiennement avec le lait ont suffi pour en faire le plus malfaisant des aliments. La suppression du chlorure dans le régime carné l'a rendu si favorable, que le temps où le malade l'a suivi, a été celui où la courbe d'albuminurie est descendue le plus bas.

PATHOGÉNIE DE L'ŒDÈME. — LE PRÉŒDÈME. — L'hydratation, chez le sujet dont nous rapportons l'histoire, se faisait en deux temps, d'abord sous forme d'infiltrations profondes, inappréciables à l'œil et au toucher, puis sous forme d'œdèmes sous-cutanés apparents.

L'œdème est l'indice d'une hydratation déjà avancée de l'organisme. La rétention des chlorures et l'hydratation qui s'ensuit, existent depuis quelque temps déjà quand s'observe pour la première fois sur le membre infiltré d'un néphritique le godet d'œdème. Entre l'hydratation normale d'un brightique non œdémateux et le degré d'hydratation pathologique qui se traduit par l'œdème, il y a place pour une hydratation progressivement croissante et non apparente ; c'est là ce qui constitue ce que nous avons appelé le *préœdème*.

Ainsi, chez notre malade le poids avait oscillé suivant les régimes entre les limites extrêmes de 56 et 66 kilogrammes, comme on peut le voir sur la courbe ci-après. Au moment où dans sa courbe ascendante, sous l'influence de la chloruration, le poids franchissait 62 kilogrammes environ, l'œdème faisait son apparition ; inversement, lorsque, sous l'influence de la déchloruration, le poids dans sa marche descendante tombait, à 1 kilogramme près, au-dessous de ce même chiffre de 62 kilogrammes, l'œdème s'effaçait. Il y avait donc pour l'organisme de notre malade une tolérance d'hydratation sans œdème de 6 kilogrammes. Chez de tels sujets les organes doivent être infiltrés d'un œdème histologique semblable à celui que Achard et Lœper ont constaté entre les faisceaux musculaires des animaux après ligature du pédicule rénal.

Il est courant de voir l'apparition de l'anasarque précédée par une infiltration profonde qui se chiffre par une quantité d'eau oscillant autour de ce poids de 6 kilogrammes ; cette quantité peut naturellement varier d'un sujet à l'autre. Ainsi, lorsque l'œdème devenu très apparent reste partiel ou segmentaire, il peut n'avoir été précédé que par une hydratation profonde oscillant entre 1 et 2 kilogrammes par exemple.

La balance nous permet ainsi de prévoir presque à jour fixe l'apparition de l'œdème en nous donnant le moyen de suivre jour par jour l'augmentation du poids, pendant toute la période du précedème.

Dieulafoy (1) avait montré comment la chute du poids suivait progressivement la fonte des grands œdèmes. Chauffard (2) nous avait appris quels utiles renseignements pouvait donner la courbe du poids pris systématiquement chez les malades hydropiques. Nous avons fait voir de notre côté comment, par ce procédé, avant que les infiltrations soient devenues apparentes, on pouvait déjà dépister l'hydratation et en noter les progrès.

J. Courmont et Genet (3), puis Cordier (4) dans sa thèse ont publié de nombreuses observations confirmatives, où, par la simple courbe du poids, la marche de l'anasarque et les rapports avec la chloruration sont rendus très visibles.

Alors même qu'il s'agit d'un œdème apparent, il est parfois délicat d'apprécier en clinique par la vue et par le toucher si l'infiltration progresse ou diminue. Sans que la masse d'infiltration augmente, l'œdème peut se déplacer d'un jour à l'autre, suivant la position prise par le malade et parfois même sans raison apparente, sans doute sous la seule influence des causes vasculaires ou nerveuses. Ici encore la balance nous fournit le moyen d'appréciation que nos sens ne peuvent nous donner et dit si l'infiltration a réellement augmenté ou régressé.

Pour suivre exactement la courbe du poids des malades, il suffit de prendre des précautions très simples; peser le sujet tous les jours à la même heure, avec une chemise toujours de même poids, à un moment aussi éloigné que possible du repas, par exemple le matin au réveil et après exonération urinaire et fécale.

Chez un brightique soumis à un régime dont on connaît la eneur en chlorure, la courbe du poids peut, sans fournir tout naturellement des renseignements aussi précis que la courbe des chlorures urinaires, montrer dans nombre de cas, avec une .

(1) Dieulafoy, Clinique méd. de l'Hôtel-Dieu de Paris, t. II, 1897-98, p. 242.

(2) Chauffard, De la méthode des pesées quotidiennes pour l'évaluation quantitative des épanchements du péritoine et de la plèvre (Semaine méd., 1901, p. 233).

(3) J. Courmont et Genet, Importance de la pesée journalière des malades en puissance d'anasarque. Pouvoir déchlorurant de la digitale et de la théobromine chez les cardiaques et chez les brightiques (Bull. et Mém. de la Soc. méd. des hôp., 1904, p. 816).

(4) Cordier, Cure de déchloruration dans l'anasarque, Th. de Lyon, 1904.

exactitude suffisante pour le médecin, si le sel ingéré est ou n'est pas retenu dans l'organisme.

La balance devient ainsi l'instrument clinique indispensable et presque toujours suffisant pour régler, au point de vue des chlorures, le régime diététique des sujets en puissance ou en imminence d'œdème. On ne saurait trop insister sur le secours précieux qu'elle peut apporter dans la pratique.

HYDRÉMIE (*Œdème du sang*). — Depuis longtemps on s'était demandé si le sang, milieu intermédiaire entre les tissus et le rein qui élimine les liquides, ne subissait pas dans sa masse des oscillations parallèles à l'hydratation et à la déshydratation des tissus. Bartels, puis Conheim et Sénator ont soutenu la théorie de la pléthore hydrémique.

A l'inverse des chlorures et des cristalloïdes en général, la quantité totale des colloïdes en circulation reste invariable. Dans les cas d'hydrémie, le rapport de l'albumine à la masse totale du sang diminue, puisque le sérum est dilué : inversement ce rapport augmente dès que le sérum se concentre.

Comment reconnaître et mesurer au lit du malade le degré de l'hydrémie? Le dosage des colloïdes par pesée des albumines est une méthode précise, mais minutieuse et peu pratique. La méthode réfractométrique au contraire ne nécessite qu'une piqûre du doigt et permet l'appréciation rapide de la quantité d'albumine du plasma.

Reiss, Oppenheimer et Strauss ont étudié les variations de l'indice réfractométrique chez les brightiques et les cardiaques. En nous servant du réfractomètre de Hess, nous avons montré avec Bénard et Vaucher (1) comment on peut mesurer exactement le degré de l'hydrémie.

En pratique, la balance annonce la déshydratation avant le réfractomètre : la pesée du malade reste donc la méthode de choix pour apprécier l'évolution de l'œdème, tant par la précocité des renseignements qu'elle fournit que par sa simplicité : la méthode réfractométrique apporte cependant, elle aussi, des indications précieuses qui doublent celles qui sont fournies par la balance.

Leur comparaison montre que la déshydratation se fait en

(1) WIDAL, BÉNARD et VAUCHER, L'hydrémie chez les brightiques et les cardiaques œdémateux ; son étude à l'aide de la méthode réfractométrique, comparaison de ses variations à celles du poids (*Semaine médicale*, 1911, p. 49).

deux temps : dans le premier, l'excès d'eau retenu par l'organisme commence à s'éliminer, mais le sang reste dilué ; dans le second, le malade continue à se déshydrater, mais cette fois le sérum se concentre. Dans la pratique, l'apparition de cette concentration prouve que l'on a franchi une seconde étape dans la voie du succès,

ŒDÈMES VISCÉRAUX. (*Chlorurémie*). — Bien plus redoutables sont les œdèmes qu'on ne voit pas. Infiltrant profondément les organes, ils peuvent prêter à l'éclosion de symptômes viscéraux variés, englobés pendant longtemps dans le cadre de l'urémie et qui dépendent de ce que nous avons appelé la *chlorurémie*.

En comparant pendant un temps très court le taux de chlorure de sodium du sang avec celui de l'urine, MM. Ambard et Weill ont montré dans quelle mesure, chez l'homme normal, l'excrétion des chlorures était subordonnée à la chloruration du sang. La concentration critique du sérum ou seuil au-dessous duquel cesse l'excrétion chlorurée serait normalement de $5^{gr},62$ par litre, et on ne pourrait rencontrer sans insuffisance rénale, une teneur sanguine supérieure à $6^{gr},10$.

L'un de nous a montré avec ces auteurs (1) que l'on peut trouver chez les brightiques secs azotémiques, comme chez les brightiques œdémateux, des chiffres anormalement élevés.

Chez les brightiques secs azotémiques, l'élévation de la concentration chlorurée sanguine reste parallèle au trouble de l'élimination uréique. Au contraire chez les œdémateux, même en état de rétention uréique, on trouve une majoration supplémentaire des chlorures, indépendante du trouble de l'excrétion azotée : ces malades ont une chlorurémie véritable qui accompagne la rétention hydrochlorurée de l'organisme ; l'hydrémie et la chlorurémie des brightiques varient parallèlement à la rétention hydrochlorurée des tissus.

Le terme de *chlorurémie* que nous avons proposé est donc maintenant doublement justifié, d'une part, par l'augmentation de la concentration chlorurée du sérum, et d'autre part par l'augmentation de la quantité totale des chlorures retenus en rapport avec la rétention hydrique.

Les œdèmes se développent lorsque le seuil d'excrétion chlo-

(1) WIDAL, AMBARD et WEILL, La sécrétion rénale des chlorures chez les brightiques œdémateux (*Semaine médicale*, 1912, p. 361).

rurée se relève, ils se résorbent lorsque le seuil revient à la normale, ils restent immuables lorsqu'on ne peut, par aucun moyen, ramener ce seuil à sa limite physiologique.

Mais il ne faut pas s'attendre à trouver pour les chlorures des variations de concentration sanguine aussi grandes que pour l'urée. Une augmentation de quelques centigrammes est déjà importante, une majoration de 1 gramme est exceptionnelle. Pendant la crise d'éclampsie gravidique, la chlorurémie atteint quelquefois ses limites extrêmes et peut dépasser 7 grammes par litre : nous avons vu (1) la concentration chlorurée du sérum atteindre dans un cas le chiffre énorme de 7gr,60.

La chlorurémie viscérale peut s'accuser par des troubles divers relevant du poumon, de l'estomac, de l'intestin, des centres nerveux et même des reins.

Chez un malade entré dans notre service sans œdèmes apparents, avec de l'albuminurie et une dyspnée profonde, nous avons vu, sous l'influence d'un régime carné déchloruré, la respiration se calmer au fur et à mesure que le poids diminuait.

La balance nous montra qu'un excès de 6 litres d'eau infiltrait les tissus de cet homme, alors qu'aucune trace d'œdème ne pouvait déceler un tel supplément d'hydratation. La dyspnée qu'il avait présentée était due uniquement à l'infiltration profonde de ses poumons.

Les vomissements et la diarrhée sont parfois les témoins des efforts faits par l'organisme pour se débarrasser du sel retenu dans les tissus.

En calculant la quantité de chlore évacuée dans le vomissement total de certains urémiques, nous (2) avons constaté qu'elle pouvait dépasser la quantité urinée, et la quantité absorbée. Certains jours, tel malade n'absorbait que de l'eau lactosée et vomissait de l'eau salée. Le vomissement chlorurémique apparaît ainsi, dans nombre de cas, comme une déchloruration de fortune.

On savait que les vomissements des brightiques renferment souvent une notable quantité d'urée. Nos recherches prouvent que l'urémie gastrique entre souvent dans le syndrome de la chlorurémie. La diarrhée, comme nous l'avons montré, peut être

(1) JAVAL, La chlorurémie dans la grossesse et l'éclampsie (*Bulletin de la soc. d'obstétrique, de gynécologie et pédiatrie*, mars 1910).

(2) WIDAL et JAVAL, La chlorurémie gastrique (*C. R. de la Soc. de Biol.*, 1904, p. 516).

36 RÉTENTION RÉNALE DES CHLORURES.

un de ces petits moyens de défense que l'organisme emploie
contre la chlorurémie. Seuls les reins peuvent assurer une élimination suffisante et durable; mais il n'est pas moins intéressant de montrer par quels moyens accessoires l'organisme essaie
de se libérer du sel qui l'encombre.

Toute une série de symptômes nerveux qui éclatent au cours
du mal de Bright reconnaît pour cause l'imprégnation chlorurée des centres nerveux corticaux et bulbaires : tels la
céphalée, la respiration de Cheyne-Stokes et les crises éclamptiques.
Chez un de nos malades, la respiration de Cheyne-Stockes disparut
avec la déchloruration et chez un autre, suivi avec Lemierre, les
attaques éclamptiques, provoquées par deux fois sous l'influence
d'un régime trop salé, cédèrent rapidement à l'application de la
diète chlorurée.

L'action puissante et rapide de la cure de déchloruration
montre bien que de tels symptômes étaient fonctions de la chlorurémie.

Il n'est pas enfin jusqu'à certains organes des sens qui ne puissent
subir les contrecoups de la chlorurémie, et nous avons pu
montrer avec M. Vaucher (1) qu'il existe une variété d'amblyopie
brightique qui ne reconnaît pas d'autre pathogénie. Chez un
néphritique en état de rétention chlorurée, nous n'avons trouvé
l'explication d'une amaurose subite et transitoire que dans un
état congestif du fond de l'œil, apparu en même temps que le
trouble visuel, et qui régressa en même temps que lui. Il est
très vraisemblable que c'est de ce processus que relèvent les
amblyopies du même type, observées parfois chez les albuminu-
riques chroniques. C'est là, en tout cas, une variété d'amaurose
brightique bien différente de celle que peut créer l'hypertension
artérielle, et l'on peut opposer l'« œil chlorurémique » à l'« œil
d'hypertension », dont la lésion est l'hémorragie rétinienne.

RAPPORT ENTRE LA CHLORURATION ET L'ALBUMINURIE. — L'albuminurie, ce symptôme capital des néphrites, est souvent influencée par
le chloruration du régime. Elle est alors une manifestation de
chlorurémie ayant retenti sur le rein lui-même.

La courbe de l'albuminurie chez le malade dont nous avons
résumé plus haut l'histoire, a suivi, comme on peut le voir
sur le tracé (p. 40), une évolution des plus remarquables; elle a

(1) WIDAL et VAUCHER, Amaurose subite au cours d'une néphrite
aiguë avec œdème sans azotémie (*Soc. méd. des hôp.*, 1910, I, p. 351).

toujours varié dans le sens de la chloruration du régime, s'élevant ou s'abaissant suivant la quantité de chlorure de sodium ingérée. Cette observation est la première, croyons-nous, dans laquelle on ait noté l'influence de la chloruration du régime sur le degré de l'albuminurie.

Gadaud (1) a rapporté dans sa thèse une série d'observations prises dans notre service où est étudiée l'influence de la déchloruration sur l'albuminurie.

Chez un des deux malades atteints de néphrite parenchymateuse dont nous avons rapporté l'observation avec Lemierre (2), le parallélisme existait entre les courbes d'albuminurie et d'hydratation; chez l'autre, la chloruration alimentaire avait été sans action sur l'albuminurie.

Le rapport entre le degré de l'albuminurie et le degré d'hydratation et de chloruration, sans être constant, s'observe fréquemment. Béco ne l'a pas toujours constaté, mais de nombreuses observations confirmatives ont été rapportées par différents auteurs.

Achard (3) dans un cas de dégénérescence amyloïde, Vaquez (4) dans un cas d'albuminurie orthostatique, Castaigne et Rathery (5) dans plusieurs cas de néphrite interstitielle, ont constaté cette action du sel alimentaire sur l'albuminurie.

Sicard (6) a rapporté une intéressante observation où il a constaté une forte poussée d'albuminurie provoquée chez un brightique après chloruration alimentaire, sans qu'il ait pu constater une augmentation du poids du corps.

Ainsi, la cure de déchloruration agit souvent très favorablement sur les différentes formes d'albuminurie brightique; elle peut faire disparaître les petites albuminuries et faire diminuer les grosses. Par contre, chez les brightiques que nous avons suivis (7), nous

(1) GADAUD, La cure de déchloruration et l'œdème brightique, Thèse de Paris, 1904.

(2) WIDAL et LEMIERRE, loc. cit.

(3) ACHARD, Bull. et mém. de la Soc. méd. des hôp., 1903, p. 998.

(4) VAQUEZ, Bull. et mém. de la Soc. méd. des hôp., 1903, p. 999.

(5) CASTAIGNE et RATHERY, Étude expérimentale de l'action des solutions de chlorure de sodium sur l'épithélium rénal (Semaine méd., 23 septembre 1903, p. 309).

(6) J.-A. SICARD, Chloruration et poussée albuminurique consécutive sans augmentation du poids du corps (Bull. et mém. de la Soc. méd. des hôp., 1905, p. 88).

(7) WIDAL et JAVAL, Influence de la cure de déchloruration sur l'albuminurie brightique (C. R. de la Soc. de Biol., 1904, p. 124).

n'avons pas constaté que la nature et la quantité des albuminoïdes du régime aient l'influence qu'on leur avait prêtée sur le degré de l'albuminurie.

Diverses opinions ont été émises pour expliquer l'influence du chlorure de sodium ingéré sur l'albuminurie de certains _brightiques.

Dufour a pensé qu'il s'agissait d'une action toxique du chlorure de sodium sur l'épithélium rénal. Claude croit qu'il s'agit d'une incapacité fonctionnelle du rein due au surmenage imposé par une élimination trop considérable des chlorures. Achard pense plutôt que les chlorures agissent en quelque sorte mécaniquement en tant que molécules encombrantes. Castaigne et Rathery ont montré qu'*invitro* les solutions de chlorure de sodium n'ont pas d'action toxique sur l'épithélium rénal et ils en concluent que le sel peut être osmonocif, mais non, à proprement parler, toxique pour l'épithélium rénal. Les expériences de Lesné et Ch. Richet fils ont établi, d'autre part, qu'on diminuait la toxicité des poisons, en injectant en même temps qu'eux du chlorure de sodium.

C'est l'œdème qui, suivant nous, en se localisant au niveau du rein, augmente dans certains cas l'albuminurie.

Le rein peut être pris à son propre piège. Les chlorures qu'il retient peuvent infiltrer son parenchyme, et en produire l'hydratation, tout comme il détermine d'autres œdèmes viscéraux. Du fait de l'œdème rénal ainsi réalisé, comme l'un de nous l'a signalé dans un travail antérieur (1), on peut voir s'élever le degré de la rétention chlorurée en même temps qu'augmente le taux de l'albuminurie.

L'histoire d'un de nos brightiques est probante à ce sujet. Ce malade, avec un régime contenant environ 3 grammes de sel, était en équilibre chloruré et éliminait environ 2 à 3 grammes de chlorures chaque jour : sous l'influence d'une addition quotidienne de 5 grammes de sel à son alimentation, le chiffre des chlorures urinaires, au lieu de s'élever, tomba entre 1 et 2 grammes, en même temps que l'albuminurie réapparaissait et que le poids s'accroissait progressivement ; l'hydratation du rein avait du même coup, chez ce malade, provoqué l'albuminurie et augmenté son imperméabilité pour les chlorures.

(1) WIDAL, La cure de déchloruration dans le mal de Bright (*Bull. de la Soc. de l'Internat des hôp. de Paris*, 1904, p. 9, et *Archives gén. de de méd.*, 1904, p. 1293).

L'œdème dans les reins est d'ailleurs constatable au microscope, au niveau du tissu cellulaire, comme l'a signalé, il y a long-temps déjà, Renaut; il est même constatable au niveau de l'épi-thélium, comme le montre bien, dans le livre de Cornil et Brault (1), une figure où l'on voit des cellules épithéliales des tubuli d'un brightique énormes et gorgées de liquide.

Comme les molécules de chlorure de sodium arrêtées au niveau du rein malade quittent rapidement le sang pour passer dans les tissus, on conçoit que l'analyse des chlorures du sang ne révèle pas une augmentation de ce sel en rapport avec sa réten-tion. Les chiffres que nous avons obtenus concordent avec ceux de Achard et de Lœper (2). Nous avons vu de plus, comme ces auteurs, qu'on pouvait, chez certains brightiques, observer une légère majoration du chiffre normal des chlorures du sérum sanguin. Ainsi, au lieu de 5 à 6 grammes de chlorures par litre, il nous est arrivé d'en trouver 6 à 7 grammes chez des malades en état de rétention chlorurée.

L'hypertension artérielle, qui, pour Vaquez et pour Aubertin et Ambard, est avant tout, chez les brightiques, la conséquence de l'hyperplasie des glandes surrénales, pourrait, d'après Am-bard et Beaujard, être influencée par la chloruration; elle aug-menterait du fait de la rétention chlorurée et diminuerait sous l'influence du régime déchloruré.

Il ressort des faits que nous avons développés dans ce chapitre que, sous l'influence du sel retenu au cours de certaines néphrites, peuvent se développer des infiltrations superficielles et profondes.

Inversement, sous l'influence des régimes déchlorurés, on peut voir s'effondrer les œdèmes sous-cutanés et disparaître, au cours de l'urémie, toute une série d'accidents viscéraux, tels que troubles gastriques ou intestinaux, troubles nerveux, s'ils sont bien sous la dépendance de la rétention chlorurée.

VI. — VARIATIONS DE LA PERMÉABILITÉ DU REIN POUR LE CHLORURE DE SODIUM AU COURS DU MAL DE BRIGHT.

La rétention du chlorure de sodium se fait avant tout au niveau du rein frappé d'imperméabilité pour ce sel, mais il faut savoir

(1) Cornil et Brault, Étude sur la pathologie du rein, Paris, 1884, pl. IV.
(2) Lœper, Mécanisme régulateur de la composition du sang, Thèse de Paris, 1903.

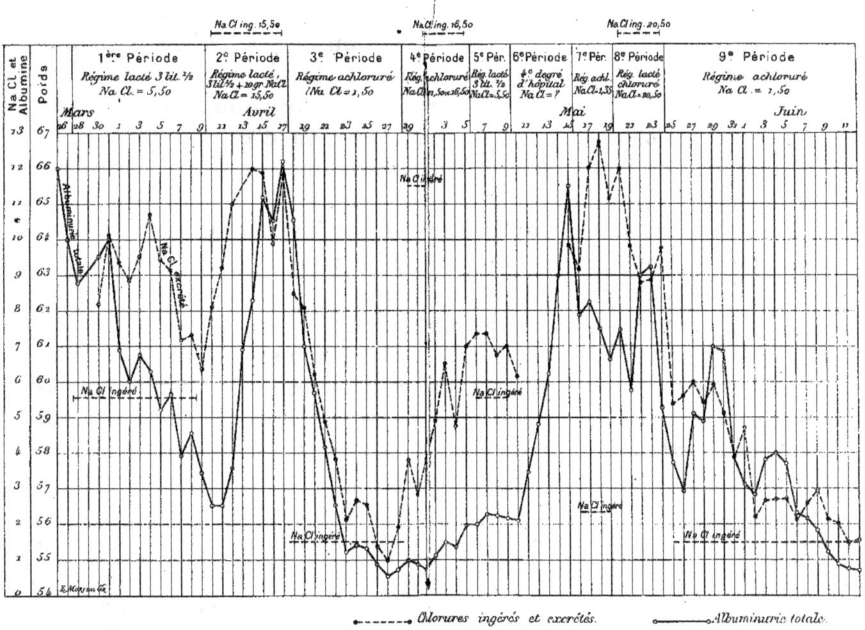

Na Cl et Albumine	Poids	1ère Période	2e Période	3e Période	4e Période	5e Pér.	6e Période	7e Pér.	8e Période	9e Période
		Régime lacté 3 lit. ½ Na Cl. = 5,50	Régime lacté, 3 lit. ½ + 10 gr Na Cl. Na Cl = 15,50	Régime achloruré Na Cl = 2,50	Rég. achloruré Na Cl en Sou.16,50	Rég. lacté 3 lit. ½ Na Cl = 5,50	4e degré d'hôpital Na Cl = ?	Rég. ach. Na Cl = 2,50	Rég. lacté chloruré Na Cl = 20,50	Régime achloruré Na Cl = 2,50

Mars   Avril   Mai   Juin

13 67
12 66
11 65
10 64
9 63
8 62
7 61
6 60
5 59
4 58
3 57
2 56
1 55
0 54

Albuminurie totale
Na Cl excrété
Na Cl ingéré
Na Cl ingéré
Na Cl ingéré
Na Cl ingéré
Na Cl ingéré
Na Cl ingéré

E. Moiremont

- - - - - - Chlorures ingérés et excrétés.   ——— Albuminurie totale.

que, lorsque le malade n'est pas parvenu à la phase cachectique de son affection, cette imperméabilité n'est en général que relative; nous avons essayé de montrer comment le degré de cette imperméabilité variait d'un sujet à l'autre, et variait même chez un même sujet d'une période à l'autre de la maladie.

Cette imperméabilité peut être très considérable, mais elle n'est jamais absolue. On observe souvent des brightiques œdémateux, qui, dans la période terminale de la maladie, ne rendent plus que quelques centigrammes de chlorure de sodium par les urines; mais le plus souvent un brightique, même lorsqu'il a une très grande tendance à faire des œdèmes, élimine cependant en général plusieurs grammes de chlorure de sodium par ses urines. En un mot, le rein peut suffire encore à l'élimination d'une dose restreinte de chlorure de sodium. Si cette dose n'est pas dépassée dans l'alimentation, en d'autres termes si le régime est suffisamment déchloruré, on n'observera pas de rétention.

On conçoit donc qu'une dose de sel ingérée par un brightique puisse être plus ou moins nocive, suivant le degré d'imperméabilité rénale qui en règle la rétention.

Expliquons-nous par des exemples :

Supposons un brightique dont les reins peuvent encore éliminer au maximum 10 grammes de chlorure de sodium par les urines. Si cette dose de 10 grammes n'est pas dépassée dans l'alimentation ordinaire, on n'observera pas chez lui de rétention chlorurée. Ainsi tel sujet peut être atteint d'une imperméabilité relative qui ne se révèle ni à lui, ni à son médecin, parce que son système gloméro-tubulaire suffit encore à l'élimination de la dose relativement considérable de chlorures contenus dans une alimentation ordinaire. Mais que survienne une chloruration alimentaire intensive, et tout le sel en excès qui ne pourra être éliminé par le rein sera retenu dans les tissus dont il provoquera l'hydratation.

Supposons maintenant un brightique atteint d'une imperméabilité telle qu'il ne puisse éliminer plus de 7 grammes de chlorure de sodium par les urines.

Soumis à un régime ordinaire qui contient toujours au moins 10 grammes de sel, un tel sujet fera forcément de la rétention chlorurée et de l'hydratation.

Soumis, au contraire, au régime lacté, ce malade n'absorbera pas plus de 5 à 6 grammes de chlorure de sodium en vingt-quatre heures, c'est-à-dire une dose inférieure à celle qu'il peut encore éliminer.

Sous l'influence d'une telle alimentation, loin de s'infiltrer, un tel malade pourra, au contraire, se déshydrater partiellement.

Chez certains malades, le régime lacté, bien qu'étant un régime hypochloruré, peut être inefficace et même nuisible parce qu'il contient trop de chlorures encore par rapport au degré de la perméabilité rénale.

Supposons, en effet, un malade dont les reins sont incapables d'éliminer plus de 2 grammes de chlorure de sodium par vingt-quatre heures. En lui prescrivant le régime lacté à la ration d'entretien, c'est-à-dire à la dose de 3 litres à 3 litres 1/2 par jour, on le forcera à absorber $5^{gr},50$ de sel environ, c'est-à-dire $3^{gr},50$ en plus de la quantité qu'il peut éliminer. La presque totalité de cet excès de sel sera retenue dans les tissus et l'œdème apparaîtra. Ainsi, nous avons suivi un brightique qui se chargeait d'œdèmes sous l'influence du régime déchloruré. Le bilan des chlorures dressé chez ce malade nous montrait que les reins ne permettaient le passage qu'à une quantité de sel oscillant entre $1^{gr},50$ et 4 grammes, suivant les périodes de la maladie.

Chez le malade dont la courbe est figurée pages 40 et 41, dans les périodes où les doses quotidiennes de chlorure de sodium ingérées étaient de $1^{gr},50$, $2^{gr},35$ et $5^{gr},50$, les quantités éliminées étaient toujours supérieures à ces chiffres; le poids du malade diminuait parallèlement. Ce fait montre que les réserves de chlorure de sodium accumulées dans les tissus pouvaient encore s'éliminer en plus des quantités ingérées. Au contraire, avec une ingestion quotidienne de $11^{gr},50$ et a fortiori de $15^{gr},50$ et de $20^{gr},50$, les quantités de chlorures ingérées ne s'éliminaient pas et s'infiltraient en partie dans les tissus. On peut donc conclure qu'à cette époque la perméabilité rénale était conservée pour une dose variant entre $5^{gr},50$ et $11^{gr},50$ de chlorure de sodium ingéré.

Un mois après la dernière période inscrite sur notre graphique, la perméabilité rénale de notre malade pour le chlorure de sodium était améliorée, mais non complètement rétablie. Les reins pouvaient suffire à l'élimination de la dose quotidienne de $11^{gr},50$ de chlorure, mais non à celle de $16^{gr},50$ qu'on lui faisait absorber. A ce moment la perméabilité pour le chlorure de sodium était donc comprise entre $11^{gr},50$ et $16^{gr},50$, et le malade aurait pu supporter un régime alimentaire ordinaire qui, le plus souvent, ne renferme pas plus de 10 à 12 grammes de chlorure de sodium ; la même alimentation, à l'époque où la capacité d'élimination était inférieure à 11^{gr},50, aurait provoqué chez lui la rétention du sel et les œdèmes.

Lorsque, chez un malade, la limite de perméabilité aux chlorures est voisine des doses contenues dans une alimentation ordinaire, on conçoit que, sous l'influence de régimes non contrôlés, des œdèmes puissent apparaître à la suite de simples excès de nourriture.

A côté de l'imperméabilité rénale, il faut compter aussi avec l'état de chloruration de l'organisme. Moins le malade aura antérieurement accumulé de chlorure de sodium en excès dans ses tissus, et plus il aura de chances d'éliminer les doses qu'il ingérera.

A certaines périodes de la maladie, chez certains brightiques, la perméabilité aux chlorures semble se rétablir spontanément d'une façon presque complète. Nous avons suivi des malades qui, entrés à l'hôpital avec de l'œdème, pouvaient, au bout de peu de temps, voir leurs infiltrations disparaître, malgré l'ingestion quotidienne de 20 grammes de chlorure. Chez de tels sujets, la cure de déchloruration stricte n'a pas besoin d'être suivie longtemps.

Certains facteurs aussi peuvent intervenir pour faire varier la perméabilité rénale aux chlorures. Nous avons montré avec Lemierre et Cotoni (1) que l'introduction à dose massive dans l'économie d'un sel alcalin comme le bicarbonate de soude peut, même en l'absence de toute lésion rénale, entraver l'élimination des chlorures et provoquer la rétention hydrique. C'est par ce mécanisme indirect qu'il faut expliquer les œdèmes qu'on provoque quelquefois chez les diabétiques au moment des cures alcalines intensives. Le bicarbonate de soude n'est pas la seule substance qui, encombrant l'organisme de ses molécules, soit capable par sa seule présence de bouleverser les échanges assez profondément pour entraver temporairement l'élimination d'une certaine quantité de chlorures : nous avons publié avec Lemierre et Weill (2) un cas d'œdème survenu chez un sujet bien

(1) WIDAL, LEMIERRE et COTONI, Le rôle du chlorure de sodium dans les œdèmes provoqués par le bicarbonate de soude à dose massive (Semaine médicale, 1911, p. 325).

(2) WIDAL, LEMIERRE et WEILL, OEdèmes par absorption massive de sulfate de magnésie (Bull. et Mém. de la soc. méd. des hôp. 1912, I, p. 386).

portant (et ne présentant en tous cas aucune tare rénale) à la
suite d'une ingestion de sulfate de magnésie à dose excessive.

**EXPLICATION DE L'ACTION CURATIVE DU RÉGIME DÉCHLORURÉ SUR LES
ŒDÈMES DE CERTAINS BRIGHTIQUES.** — On comprend bien d'après les
données que nous avons exposées, que les infiltrations n'augmentent pas chez un brightique soumis à une alimentation pauvre
en sel, mais comment s'expliquer l'action curative si remarquable
du régime déchloruré chez certains brightiques? Pourquoi sous
son influence cette fonte rapide des œdèmes dans les proportions
considérables que l'on note chez certains malades?

La notion de l'imperméabilité relative du rein de certains
brightiques pour le chlorure de sodium en donne l'explication.

Supposons qu'à un de ces brightiques atteint d'imperméabilité
rénale relative et infiltré d'œdèmes à la suite d'une période d'alimentation largement chlorurée, on impose brusquement un
régime aussi peu chloruré que possible, ne contenant par exemple que 1ᵍʳ,50 de chlorure de sodium, quantité très inférieure à
celle que les reins peuvent encore éliminer. Si l'appareil circu-
latoire a conservé sa force, ce qui est la règle chez un brightique à prédominance épithéliale, les liquides d'infiltration seront
chassés par l'impulsion cardio-vasculaire, et les réserves chlorurées
mobilisées pourront être éliminées par le rein, dans la proportion
comprise entre la quantité de chlorure de sodium absorbée et la
quantité de ce sel pour laquelle le rein est encore resté per-
méable. La perte des chlorures préalablement retenus en excès
dans l'organisme continuera à se faire dans la proportion de la perméabilité conservée tant que le régime hypochloruré sera imposé
au malade. Chez certains sujets, le degré de la perméabilité augmente même au fur et à mesure de la déshydratation, sans doute
parce que le rein, perdant comme les autres viscères une partie de l'œdème qui l'infiltrait, améliore son fonctionnement.

On voit ainsi le même malade faire des œdèmes sous l'influence d'une alimentation riche en sel, en éliminant beaucoup
moins de chlorure de sodium qu'il n'en absorbe, et on le voit
ensuite perdre ses œdèmes et son poids sous l'influence d'un
régime hyperchloruré, parce que l'imperméabilité de son rein,
qui n'est que relative, lui permet de perdre alors plus de sel qu'il
n'en absorbe.

VII. — VARIATIONS DES MODES DE DÉCHLORU-
RATION ET DE DÉSHYDRATATION.

La notion de l'imperméabilité relative nous rend compte des différences observées chez certains brightiques dans le mode et la durée de la déshydratation, réalisée sous l'influence des régimes déchlorurés. On peut dire que presque chaque brightique infiltré a sa formule de déchloruration.

La déchloruration et la déshydratation se font parfois d'une façon véritablement massive. Ainsi, nous avons publié l'observation d'un malade qui n'avait absorbé de théobromine que pendant trois jours seulement et qui, en dix-sept jours, avait perdu pourtant 171 grammes de chlorure de sodium et $28^{kg},500$ de son eau d'hydratation (1).

Chez de tels sujets, l'imperméabilité procède comme par poussée aiguë; une fois l'amorçage commencé, le siphonage continue ; l'eau et les chlorures ne s'arrètent plus de couler régulièrement et abondamment des tissus vers les reins, jusqu'à ce que l'équilibre chloré soit rétabli. Lorsque le régime déchloruré occasionne un effondrement aussi rapide des œdèmes, on peut prévoir que son application rigoureuse pourra n'être que de courte durée. Ainsi, dans le cas de ce malade, une fois les infiltrations affaissées, on put constater que les reins laissaient passer jusqu'à 30 grammes de chlorure. La perméabilité rénale ainsi retrouvée peut rester suffisante pendant des mois, et lorsque à de longs intervalles les crises d'imperméabilité pour les chlorures réapparaissent, elles reproduisent parfois comme aspect, comme intensité et comme durée, le type primitif.

MODALITÉS DIVERSES DE LA RÉTENTION DES CHLORURES. — La déchloruration, comme la chloruration, ne se fait souvent que suivant un type lent et progressif. Malgré un régime strictement déchloruré, certains malades ne perdent qu'une petite quantité des chlorures et de l'eau qui les infiltrent. Après qu'ils ont perdu lentement quelques kilogrammes de leur poids, l'équilibre chloré peut s'établir chez eux avec un régime encore moyennement chloruré. Nous avons observé de nombreux exemples de ce type.

(1) A. JAVAL, Les indications de la cure de déchloruration (*Presse médicale*, 6 août 1904, p. 497).

Parfois, malgré la sévérité du régime déchloruré, la perméabilité rénale, très amoindrie, ne s'améliore pas et l'on peut avoir à maintenir pendant très longtemps un régime très strict, sous peine de voir le poids se relever au moindre écart.

Chez certains brightiques déjà avancés dans leur maladie, la cure de déchloruration exonère bien l'organisme d'une certaine quantité de chlorures et d'une masse d'eau correspondante, mais elle ne parvient pas à le libérer complètement du sel et des œdèmes qui l'infiltrent, et cela alors même qu'on a recours, en plus du régime, à l'action de diurétiques déchlorurants. Sous cette double influence, nous avons vu des brightiques perdre la presque totalité de leur infiltration et, après s'être mis en équilibre chloruré, conserver cependant un léger œdème au niveau d'une base pulmonaire ou au niveau des membres inférieurs.

Dans les phases terminales, à la période de cachexie, les reins présentent une imperméabilité presque absolue pour le chlorure de sodium. Si l'on n'a pas combattu à temps l'hydratation et si on a laissé les œdèmes s'installer jusque-là, le régime déchloruré en général ne peut plus rien contre eux ; il contient trop de sel encore par rapport au degré de perméabilité des reins.

Les troubles relevant de la circulation et de la pesanteur tiennent une des premières places parmi les causes accessoires qui aident au développement de l'hydratation. Ainsi, la station horizontale est souvent un adjuvant indispensable de la cure de déchloruration. Le rôle de la station debout prolongée ou d'une marche forcée ressort nettement d'un certain nombre d'observations.

Chez plusieurs brightiques, nous avons vu l'œdème se développer pour la première fois après une marche forcée (1). L'œdème des chemineaux ne doit être le plus souvent qu'un symptôme avant-coureur, développé au cours d'une affection cardiaque ou rénale latente et difficile encore à dépister.

Nous avons observé encore un œdème très marqué des membres inférieurs développé pour la première fois chez un jeune homme de vingt-quatre ans venu à pied de Lyon à Paris. Le repos au lit et le régime déchloruré amenèrent en sept jours la disparition des infiltrations et une chute de poids de 5 kilogrammes avec polyurie et polychlorurie correspondantes. Ce jeune homme, tou-

_____

(1) F. WIDAL, Les régimes déchlorurés (*Rapport au VIII° Congrès français de médecine*, Liége, 1905).

jours bien portant jusque-là, n'avait jamais souffert du moindre
malaise et avait même suivi à pied, l'année d'avant, les
manœuvres de l'Est, sans jamais avoir constaté la moindre trace
d'œdème. Une auscultation attentive du cœur permit de déceler
un redoublement très peu marqué du premier temps.

Chez les brightiques œdémateux, les courbes de la déchloruration et de l'hydratation oscillent dans le même sens.

La chloruration des humeurs de l'organisme est très légèrement supérieure à celle du sérum ; elle oscille autour de 6 grammes p. 1000. C'est dans cette proportion que, chez certains malades,
les chlorures fixent l'eau dans les tissus infiltrés ; en ce cas, les
deux courbes suivent une direction rigoureusement parallèle.

Ainsi, le malade cité plus haut, qui en dix-sept jours avait
perdu 28^{kg},500 de son eau d'hydratation et 171 grammes de chlorures de sodium, avait dû, au préalable, doubler son hydratation
et sa chloruration normales, si l'on admet avec Beaunis que le
corps humain contient 200 grammes de chlorures environ. Pour
6 grammes de chlorures retenus, ce malade avait accumulé un
litre d'eau dans ses tissus ; la proportion était donc normale.

Chez certains malades, bien que la chloruration et l'hydratation
oscillent toujours dans lé même sens, on observe cependant un
défaut de concordance entre le taux de l'hydratation et le degré
de la rétention des chlorures. La quantité de chlorures et d'eau
retenue peut même varier chez le même sujet aux diverses
phases de la maladie. Ainsi, chez un malade dont nous avons
publié l'observation, une hydratation de 5 700 grammes correspondait à une rétention de 33 grammes de sel, tandis que quelques
jours après une hydratation de 2 100 grammes correspondait à
une chloruration de 39 grammes.

René Marie (1) a rapporté l'observation d'un cardiaque qui,
pour une rétention de 158 grammes de sel, n'avait retenu que
7 800 grammes d'eau, ce qui faisait une rétention au taux de
20 p.1000. Il est extraordinaire de voir l'hydratation se faire à un
taux aussi concentré.

J. Courmont et Genet (2) ont rapporté des observations où l'on

(1) René Marie, La rétention des chlorures dans ses rapports avec
l'œdème (C. R. de la Soc. de Biol., 1903, p. 1321).

(2) J. Courmont et Genet, Importance de la pesée journalière des
malades en puissance d'anasarque. Pouvoir déchlorurant de la digitale
et de la théobromine chez les cardiaques et chez les brightiques (Bull.
et mém. de la Soc. méd. des hôp., 1905, p. 816).

voit une concordance parfaite entre le poids et la quantité des chlorures éliminés, sans que le rapport soit aussi régulier entre le poids et la quantité d'urines éliminées.

RÉTENTIONS SÈCHES. — Bien que les malades atteints de néphrite interstitielle puissent à certains moments faire des œdèmes sous l'influence de la rétention des chlorures, le sel ingéré, comme nous l'avons montré avec Lemierre (1), provoque, chez certains d'entre eux, moins facilement l'hydratation que chez les sujets atteints de néphrite à prédominance épithéliale. On peut ainsi observer des variations dans la modalité de la rétention chez certains brightiques interstitiels.

J. Teissier et Paul Courmont (2) ont rapporté en détail l'observation d'un brightique atteint de néphrite interstitielle. avec polydipsie, polyurie et polychlorurie ; ils ont proposé de donner à ce syndrome le nom de diabète insipide hyperchlorurique. Malgré la grande quantité de liquide ingéré, la déshydratation chez ce malade était telle qu'on assista à un véritable dessèchement de l'organisme. On observait, par suite de cette exagération de l'excrétion chlorurée, une déshydratation analogue à celle que l'on obtient chez les malades soumis à la déchloruration alimentaire artificielle.

Ambard et Beaujard (3), tout en admettant que la rétention du chlorure de sodium est l'élément indispensable à la formation de l'œdème brightique, se sont demandé s'il ne saurait y avoir de rétention chlorurée sans hydratation des tissus, en d'autres termes, s'il n'y aurait pas de « rétention sèche ». Ils ont relaté des faits de néphrite interstitielle, où le poids du malade, soumis au régime fixe, restait à peu près invariable malgré une forte déchloruration attestée par le bilan des chlorures. Ils ont montré que, dans les néphrites interstitielles, l'épreuve de choix de la perméabilité rénale était non pas l'épreuve de la chloruration alimentaire, mais la cure de déchloruration, telle que nous l'avons préconisée.

(1) WIDAL et LEMIERRE, *loc. cit.*
(2) J. TEISSIER et Paul COURMONT, Elimination des chlorures et fonctionnement rénal dans un cas de néphrite insterstitielle (diabète insipide hyperchlorurique) (*Bull. et mém. de la Soc. méd des hôp.*, 1905, p. 445).
(3) L. AMBARD et BEAUJARD, La rétention chlorurée sèche (*Semaine méd.*, 1905, p. 133). — L. AMBARD, Rétention chlorurée dans les néphrites interstitielles, Thèse de Paris, 1905.

Un de leurs malades, soumis au régime achloruré, éliminait en treize jours 49ᵍʳ,70 de chlorures de plus qu'il n'en absorbait et son poids pendant ce temps restait presque invariable.

Chez un second patient, ils ont pu réaliser un phénomène inverse, « avoir une chloruration de 50 grammes sans augmentation notable de poids ».

Ces auteurs ont vu, après une période de déchloruration, certains interstitiels retenir une certaine quantité de chlorures, 15ᵍʳ,20 ou 30 grammes par exemple, puis, à partir de ce moment, éliminer exactement tout le sel ingéré et même, à certains jours, faire de petites décharges, pour réaliser le lendemain de toutes petites rétentions ; suivant leur expression, le sel est alors éliminé par regorgement.

L'un de nous a vu récemment un brightique interstitiel très infiltré qui, sous l'influence du régime sans sel, commença par se déchlorurer et se déshydrater proportionnellement à l'excès de sel éliminé. Après être descendu et après avoir suivi une série d'oscillations variables suivant la chloruration du régime, le poids s'était à peu près immobilisé et le malade, tout en conservant au niveau des membres inférieurs un reliquat d'œdème, continuait cependant à se déchlorurer, il perdait par les urines plus de chlorures qu'il n'en absorbait et la quantité de sel ainsi éliminé en excès variait suivant les jours. Gruner (1) a rapporté des faits confirmatifs de rétention chlorurée sèche.

Pour expliquer cette sursaturation des tissus en chlorures dans certains cas de néphrite interstitielle, Ambard et Beaujard, se basant sur ce fait que l'ensemble des tissus chez un animal présente normalement des concentrations en cristalloïdes très considérables par rapport à la concentration du sérum normal, pensent que les organes peuvent, à l'état pathologique, contracter encore une légère surcharge.

Rappelons que, pour A. Gautier, une certaine quantité de chlorures peuvent se combiner à des albuminoïdes plus ou moins transformés et que J. Teissier (2) s'est demandé si, précisément chez les brightiques, une partie des chlorures retenus dans l'organisme ne se trouvait pas combinée avec les albuminoïdes. Pi-

(1) Gruner, L'influence du chlorure de sodium sur les hydropisies des enfants (Soc. de méd. int. de Vienne, 15 février 1906).
(2) J. Teissier, Valeur séméiologique et pronostique de la chlorurie spontanée ou provoquée dans les néphrites (Soc. méd. des hôp. de Lyon, 1903, p. 447).

gache (1), s'appuyant sur des expériences de dialyse faites *in vitro*, a soutenu récemment que le chlorure de sodium forme avec les albumines des tissus de combinaisons plus ou moins stables et que les albumines altérées par les toxines possèdent le pouvoir de s'associer plus intimement au chorure de sodium. De telles combinaisons pourraient, à notre avis, nous aider à comprendre la genèse de certaines rétentions sèches. C'est là une question qui mérite toute l'attention des chercheurs.

LES TROUBLES DE RÉSORPTION DES ŒDÈMES. — Au moment de la résorption des œdèmes, on observe parfois, et tout à fait exceptionnellement d'ailleurs, des troubles qui ont fait l'objet d'interprétations diverses.

Signalés d'abord par Rilliet, Andral (2), Monod (3), Bartels (4), étudiés plus récemment par Eichhorst (5) et par Kostkervitch (6), ils ont fait l'objet de discussions à la Société médicale des hôpitaux, à propos d'observations publiées par Merklen et Heitz (7) et par Hirtz et Lemaire (8).

Ces troubles, variables d'un sujet à l'autre, sont caractérisés suivant les cas par des crises convulsives, par du délire, par du coma, par de la torpeur cérébrale avec respiration de Cheyne-Stokes, parfois même par une dyspnée intense relevant de l'œdème pulmonaire.

Ces accidents ne sont qu'exceptionnellement mortels et se terminent presque toujours par la guérison; ils ont une durée variant de quelques jours à quelques semaines. Andral avait exagéré la gravité du pronostic de la crise cérébrale des œdèmes,

(1) R. Pigache, Essai sur la pathogénie chimique de l'œdème. Th. de Lyon, 1905.

(2) Andral, Clinique médicale, 4e édit., 1840, t. III, p. 161 et suiv.

(3) Louis Monod, De l'encéphalopathie albuminurique aiguë, Th. de Paris, 1868.

(4) Bartels, Les maladies des reins, Trad. française, 1884, p. 132.

(5) Eichhorst, Délires toxiques dans les maladies du cœur (*Deutsche med. Wochenschr.*, 28 juin 1898).

(6) Kostkervitch, Des phénomènes toxiques qui surviennent pendant le développement et la résorption des hydropisies cardiaques (*Roussky Vratch.*, 1903, n° 50).

(7) Pierre Merklen et J. Heitz, Des accidents cérébraux qui surviennent au cours de la résorption de certains œdèmes (*Bull. et mém. de la Soc. méd. des hôp.*, 1904, p. 26).

(8) Ed. Hirtz et Lemaire, Résorption rapide des œdèmes. Polyurie et accidents cérébraux (*Bull. et mém. de la Soc. méd. des hôp.*, 1904, p. 609).

comme l'appellent Merklen et Heitz. Ces troubles ne s'observent
guère que chez les malades soumis à l'action des médicaments
actifs, tels que la digitale chez les cardiaques ou la théobromine
chez les brightiques, et presque toujours ils suivent la résorption
massive des œdèmes. Bouveret(1) les a constatés en pleine polyurie consécutive à une fonte rapide des hydropisies. C'est
après la polyurie et la résorption rapide des œdèmes que Hirtz
et Le maire ont vu, chez un malade, apparaître des phénomènes
éclamptiques et délirants.

Nous avons rigoureusement suivi la marche des œdèmes chez
de nombreux malades, et, chez deux d'entre eux seulement
traités par la théocine ou la théobromine, nous avons observé des
troubles nerveux ou pulmonaires consécutifs à une déshydratation
excessive. L'un deux eut de la dyspnée avec crachats hémoptoïques après avoir perdu en deux jours, sous l'influence de la
théocine, $4^{kg},700$ de son eau d'hydratation. Une malade de Beco(2)
soumise au régime déchloruré, perdit, en vingt-quatre heures,
sous l'influence de $0^{gr},90$ de théocine, $61^{gr},90$ de chlorure urinaire
et $8^{kg},075$ de son poids. Une malade entrée, dans notre service
avec une anasarque énorme, perdit en huit jours 11 kilogrammes
de son poids sous l'influence de la théobromine ajoutée au régime
hypochloruré. Pendant les quatre premiers jours de cette déshydratation, elle avait déjà perdu 7 kilogrammes et du troisième au
quatrième jour, dans l'espace de vingt-quatre heures, son poids
était tombé de $4^{kg},600$. C'est de beaucoup la plus forte des déshy-
dratations que nous ayons constatée dans un nychtémère. Ce jour-
là, pour un régime ne contenant que $1^{gr},50$ de sel, cette malade
avait perdu $27^{gr},64$ de chlorures.

Au cours de cette énorme déshydratation nous avons vu per-
sister les crachats hémoptoïques et la dyspnée dont cette malade
souffrait à son entrée ; nous avons vu s'installer de plus de la
céphalée, du délire avec fatigue et forte courbature. Cette sensation de fatigue nous l'avons constatée chez plusieurs malades
après une forte déshydratation obtenue sous l'influence des
diurétiques.

Ces désordres, assez rares, nous le répétons, ne s'observent pas
en général, chez des malades qui, soumis à la seule action d'un

---

(1) Bouveret, Néphrite aiguë, rapide, résorption des œdèmes avec
éclampsie (*Lyon médical*, 21 février 1904).

(2) Beco, Le régime déchloruré (*Rapport au VIII° congrès français
de médecine*, Liége, 1905, p. 295).

régime déchloruré, n'éprouvent que de l'euphorie sous l'influence de la déshydratation mesurée et progressive occasionnée par une telle diététique.

On a émis, pour expliquer ces divers troubles, les hypothèses les plus disparates. Pour Merklen et Heitz, il s'agirait d'une sorte de déplacement des chlorures retenus. Le sel abandonnant les tissus pour passer dans le sang ne s'éliminerait pas assez vite par le rein et viendrait à nouveau infiltrer le cerveau dont l'œdème a été constaté dans certaines observations d'Andral et de Barié (1).

Dupré (2), Claude (3), Dopter (4) se sont demandé s'il ne s'agissait pas d'une imprégnation toxique de l'écorce par résorption des hydropisies périphériques déplacées. Ces diverses théories peuvent difficilement s'appliquer au cas où les troubles surviennent après une déshydratation et une déchloruration excessives. D'ailleurs, dans le cas de Bouveret, où des accidents convulsifs violents avaient coïncidé avec une grande polyurie et avec la fonte rapide des infiltrations, l'absence d'œdème papillaire excluait l'idée d'œdème cérébral.

Huchard (5) a vu les accidents survenir à la suite d'un simple déplacement d'œdème sous l'influence de la compression. Par contre, Léopold Lévi les a vus éclater par évacuation d'une ascite par ponction, ce qui exclut, dit Achard, toute idée de déplacement de la sérosité.

Pour Carnot (6) le pouvoir fixateur des éléments anatomiques, très comparable à l'affinité tinctoriale de certains tissus pour les matières colorantes, serait modifiable suivant la concentration saline et une déchloruration des cellules tendrait peut-être à augmenter ce pouvoir.

Pour Dufour (7), le chlorure de sodium mis en circulation en trop grande quantité, dans un temps trop restreint, produirait les troubles fonctionnels des cellules nerveuses.

Hirtz et Lemaire ont accusé la déshydratation trop brusque

(1) BARIÉ Bull. et mém. de la Soc. méd. des hôp., 1994, p. 613.
(2) DUPRÉ, Bull. et mém. de la Soc. méd. des hôp., 1904, p. 613.
(3) H. CLAUDE, Bull. et mém. de la Soc. méd. des hôp., 1904, p. 614.
(4) DOPTER, Bull. et mém. de la Soc. méd. des hôp., 1904, p. 616.
(5) HUCHARD, Notes sur les accidents cérébraux de la résorption des œdèmes chez les cardiaques (Bull. et mém. de la Soc. méd. des hôp., 1904, p. 99).
(6) CARNOT, Bull. et mém. de la Soc. méd. des hôp., 1904, p. 614.
(7) DUFOUR, Bull. et mém. de la Soc. méd. des hôp., 1904, p. 615.

des centres nerveux. Cette opinion nous paraît la plus défendable, et nous pensons que la déchloruration trop rapide joue aussi son rôle par l'énorme perturbation moléculaire qu'elle doit parfois déterminer dans les milieux qui baignent les organites et sans doute dans ces organites eux-mêmes.

Mais comment expliquer l'apparition, sous l'influence de la déshydradation, des mêmes phénomènes convulsifs que l'on observe après l'hydratation des centres nerveux et au cours de la chlorurémie? On sait que Feré a autrefois émis l'opinion que toutes les crises convulsives évoluaient toujours sur un terrain prédisposé; l'un de nous (1) a soutenu que la tare névropathique jouait souvent son rôle dans l'éclosion des phénomènes éclamptiques observés au cours des états urémiques, et Dufour a rapporté récemment que l'on retrouvait souvent ces convulsions infantiles chez les brightiques frappés d'éclampsie. On peut donc admettre l'hypothèse que le choc résultant d'une compression ou d'une décompression trop brusque dans l'atmosphère péricellulaire peut, après une déshydratation trop précipitée, tout comme à la suite d'une hydratation trop rapide, révéler, chez certains sujets, la débilité native des cellules nerveuses et aboutir, dans l'un ou l'autre cas, suivant les prédispositions, aux mêmes phénomènes convulsifs.

En résumé, ces troubles de résorption n'ont pas d'autre importance que celle qu'on doit accorder à des accidents d'exception. Ils ne doivent pas, bien entendu, faire perdre de vue les bienfaits traditionnels que nombre de malades sont en droit d'attendre de la polyurie provoquée par la théobromine ou la digitale. Les brightiques et les cardiaques hydropiques n'ont, en général, que soulagement à retirer en remplissant leur bocal d'urine pour se déshydrater rapidement. Il faut cependant retenir que, lorsque le régime déchloruré détermine, comme c'est le cas fréquent, une déshydratation suffisante, il est inutile d'augmenter ses effets par l'action des diurétiques puissants. Les médicaments diurétiques peuvent parfois déterminer un drainage trop brutal des tissus chez certains brightiques, dont les reins viennent à nouveau s'ouvrir largement aux chlorures; il est bon de ne pas chercher à faire perdre chaque jour à un brightique plus d'un kilogramme de son eau d'hydratation.

(1) F. WIDAL, *Bull. et mém. de la Soc. méd. des hôp.*, 1899, p. 574.

VIII. — DISSOCIATION DE LA PERMÉABILITÉ RÉNALE POUR LE CHLORURE DE SODIUM ET L'URÉE.

A certaines périodes de l'évolution des néphrites, le rein peut être frappé d'insuffisance portant avant tout sur l'élimination des chlorures. Nous avons montré (1), en effet, que cette fonction d'élimination du sel était, dans le rein, bien spécialisée. Elle peut être troublée pour son propre compte, alors que d'autres fonctions d'élimination demeurent encore intactes.

COMPARAISON ENTRE LA RÉTENTION CHLORURÉE ET LA RÉTENTION AZOTÉE. — Chez des malades atteints surtout de néphrites à prédominance épithéliale, alors que les troubles de l'élimination chlorurée étaient le plus marqués, nous avons constaté que l'élimination de l'urée était normale ou même exagérée par rapport aux substances azotées ingérées. La constatation d'une quantité d'urée normale dans l'urine montre bien chez certains sujets que la perméabilité du rein à l'urée est exactement conservée. Il peut y avoir imperméabilité rénale élective portant aussi bien sur l'urée que sur les chlorures. Bien que l'élimination uréique paraisse normale, on constate alors dans le sang une accumulation uréique, et un mécanisme régulateur, que nous allons exposer plus loin, rend aux reins la perméabilité qui leur est nécessaire pour assurer l'élimination de la quantité d'urée correspondant aux albuminoïdes ingérés.

Au cours des néphrites chirurgicales unilatérales, les conditions de perméabilité et d'élimination sont tout autres qu'au cours du mal de Bright; le mécanisme régulateur n'a plus à intervenir puisque l'élimination est assurée par le rein resté sain. On observe alors nettement, grâce à la séparation des urines, la dissociation des troubles de l'élimination du chlorure de sodium et de l'urée, comme le font ressortir de nombreuses analyses rapportées dans les livres d'Albarran et de Luys. D'après Albarran, dans le rein chirurgical, les chlorures s'éliminent plus facilement que l'urée, dans 70 à 80 p. 100 des cas examinés. Les expériences de H. Lamy

(1) WIDAL et JAVAL, La dissociation de la perméabilité rénale pour le chlorure de sodium et l'urée dans le mal de Bright (C. R. de la Soc. de Biol., 1903, p. 1639).

et A. Mayer (1) montrent bien que la rétention rénale peut s'exercer pour chaque élément en particulier.

Le chlorure de sodium et l'urée ne sont pas les seules substances arrêtées par le rein malade, mais elles sont parmi les plus importantes ; elles sont celles dont la rétention est aujourd'hui la mieux connue au cours du mal de Bright.

On sait depuis longtemps que l'urée est retenue en excès dans le sang de certains brightiques. L'urée ou, pour mieux dire, les corps azotés, étaient, en effet, les seules substances que les analyses chimiques, fréquemment répétées après les découvertes de Bright, permirent de déceler en grand excès dans le sang de certains urémiques. C'est sous l'influence de cette notion qu'a été créé le terme trop exclusif d'urémie, employé pour désigner l'ensemble des accidents survenant à la suite de l'insuffisance rénale.

Nous nous sommes efforcé de montrer que, chez certains malades, l'insuffisance peut ne porter que sur l'élimination des déchets provenant de la désintégration des albuminoïdes, tout comme chez d'autres elle ne porte que sur l'élimination des chlorures. En d'autres termes, il existe un type de brightique azotémique à opposer au type chlorurémique.

Chez de tels sujets atteints d'insuffisance dissociée, on peut étudier à loisir les syndromes qui, suivant nous, caractérisent l'une ou l'autre rétention.

La rétention chlorurée et la rétention azotée ne sont sans doute pas les seules qui interviennent dans l'insuffisance rénale, mais ce sont les plus importantes ; ce sont celles, en tout cas, dont l'histoire est aujourd'hui la mieux connue au cours du mal de Bright. Aussi l'appellation classique d'urémie ne mérite-t-elle d'être conservée, en raison de l'usage qui l'a consacrée, qu'à la condition de préciser s'il s'agit d'une *urémie hydropigène*, c'est-à-dire d'une *chlorurémie*, ou d'une *urémie sèche*, c'est-à-dire d'une *azotémie*.

Cette distinction que nous avons établie a fait fortune ; elle est aujourd'hui reconnue par tous les auteurs, et les deux grandes divisions cliniques que nous avons proposées parmi les syndromes brightiques sont devenues classiques. Quelques mois après que nous les avions formulées, M. Castaigne (2) dans son traité des

_____

(1) H. LAMY et A. MAYER, Études sur la diurèse (*Journ. de physiol. et de pathol. gén.*, 1905, p. 679).

(2) CASTAIGNE, Art. *Néphrites chroniques* in Manuel des maladies des reins de DEBOVE, ACHARD et CASTAIGNE. Paris, Masson, 1906.

maladies des reins, a divisé les néphrites chroniques en « albumineuses simples » « hydropigènes » et « urémigènes ». Depuis il a abandonné la dénomination d'urémigène pour celle d'hydrurique.

Cette nouvelle appellation, en n'opposant pas le résultat de la rétention azotée au résultat de la rétention chlorurée, enlève à la classification des néphrites la signification pathogénique que nous nous étions efforcés de donner. C'est la nature de la rétention qui détermine la forme hydropigène ou sèche des accidents ; si, dans certains cas, les deux types d'insuffisance rénale évoluent séparément, dans bien des cas aussi elles finissent par s'associer et se combiner, et telle néphrite, dans laquelle la chlorurémie seule a été en jeu pendant un certain temps, se termine au milieu des signes de l'azotémie.

C'est tout naturellement sur les accidents dus à la rétention chlorurée que les régimes sans sel exercent leur action si puissante ; ils restent sans effet sur les troubles qui relèvent uniquement de la rétention azotée. Il est donc de toute nécessité de faire la différence des accidents qui dépendent de l'une ou l'autre rétention. Nous sommes aujourd'hui en mesure de faire cette distinction.

Pour bien comprendre pourquoi les troubles dus à la rétention chlorurée diffèrent de ceux que l'on observe en cas d'encombrement azoté, il nous faut d'abord montrer combien le procédé d'accumulation de l'urée chez le brightique diffère de celui qui préside à la rétention des chlorures.

Tandis que le sel retenu au niveau des reins ne fait que passer dans le sang, l'urée, au contraire, reste en excès dans la masse sanguine de certains néphritiques, comme on le sait depuis les recherches de Bright, et dans le sang des animaux, après néphrectomie ou après ligature des uretères, comme on le sait depuis les expériences de Prévost et Dumas.

Il existe sur la présence de l'urée dans le sang des brightiques une abondante littérature dont on peut trouver l'indication dans le travail de Strauss(1), qui, lui-même, a dosé l'azote contenu dans le sérum sanguin de 69 brightiques et dans les sérosités de 21 d'entre eux. D'après lui, la rétention azotée dans le sang est plus marquée dans la néphrite interstitielle que dans la néphrite parenchymateuse, même quand il existe des phénomènes urémiques.

(1) H. Strauss, Die chronischen Nierentzundungen in ihren Einwirkung auf die Blutflussigkeit. Berlin, 1902.

Achard et Paisseau ont, beaucoup plus fréquemment que les autres auteurs et que nous-même, obtenu des chiffres élevés d'urée dans le sang des brightiques. Une seule fois seulement sur 10 malades ils ont obtenu un chiffre normal, celui de 0^{gr},33 p. 1000. Chez les 9 autres, les analyses ont toujours donné des chiffres supérieurs à 1 gramme; 6 fois même ils dépassaient 2 grammes et, chez 3 malades, ils oscillaient autour de 3 et 5 grammes. Si ces auteurs ont obtenu aussi fréquemment des chiffres élevés, c'est sans doute parce que, pour doser l'urée du sérum, ils ne précipitaient pas au préalable l'albumine. Si l'on fait agir directement l'hypobromite de soude sur le sérum, on obtient, en effet, des chiffres majorés dont les variations diffèrent d'un cas à l'autre et peuvent aller du simple au double, lorsque l'urée est en faible proportion dans le sang.

Les recherches que nous avons poursuivies à ce sujet nous ont montré que chez nombre de brightiques la teneur du sang en urée restait normale pendant de longues périodes de la maladie et parfois jusqu'à la mort, que chez d'autres il y avait augmentation de l'urée pendant de longues périodes. Les brightiques peuvent, d'après nos constatations, être divisés en deux catégories distinctes, suivant que leur sang contient ou non de l'urée en excès, suivant en un mot qu'ils sont ou ne sont pas azotémiques. Mais nous n'avons pu saisir aucun rapport entre la teneur du sang en urée et la forme anatomique de la néphrite.

Nous nous sommes attaché à comparer le taux de l'urée du sang, aux symptômes, à la marche et à la gravité de la maladie et à chercher, surtout, s'il y avait corrélation entre la majoration de l'urée du sang et l'apparition des œdèmes.

Les plus hauts chiffres d'urée compris entre 3^{gr},14 et 6^{gr},52 ont été trouvés dans le sérum des malades morts d'urémie peu de temps après la prise du sang ayant servi au dosage de cette substance.

Chez certains malades, en dehors même du mal de Bright, l'augmentation de l'urée semble un phénomène précurseur de la fin, comme un témoin du collapsus rénal au moment où tous les organes entrent en défaillance.

Certains brightiques supportant relativement bien leurs lésions rénales peuvent présenter pendant longtemps, dans le sang, des chiffres d'urée oscillant autour de 1 gramme. Nous avons suivi pendant plus d'une année une femme dont la lésion rénale était bien compensée et dont le chiffre d'urée dans le sang variait dans ces limites.

Chez les brightiques avec anasarque, infiltrés de grands œdèmes, l'urée peut, au contraire, n'exister dans le sang qu'en quantité relativement minime. Nous en avons très souvent trouvé, dans ces cas, un taux normal variant de 0gr,20 à 0gr,60 par litre de sérum.

On voit donc qu'il n'existe aucun rapport entre l'apparition des œdèmes et le degré de la rétention d'urée dans le sang.

INDICATIONS PRONOSTIQUES TIRÉES DU DOSAGE DE L'URÉE DANS LE SANG. — L'excès de l'urée dans le sang des brightiques ne peut dépasser certaines limites. L'organisme, en général, ne saurait guère tolérer plus de 5 grammes d'urée par litre de sang. Un des chiffres les plus élevés qui aient été rencontrés est celui de 5gr,85, trouvé par von Jaksch. La quantité la plus forte que nous avons notée, pour notre part, est 6gr,52 chez une malade comateuse, deux heures avant la mort.

On sait combien il est difficile d'établir, dans certains cas, le pronostic des états urémiques.

Certains sujets, infiltrés d'œdèmes, dyspnéiques, en proie à des vomissements ou à des crises éclamptiques, présentant, en un mot, des symptômes de la plus haute gravité, se rétablissent parfois rapidement, alors que d'autres urémiques, simplement en état d'inappétence ou de somnolence, entrent brusquement dans le coma terminal. Dans les cas de ce genre, les dosages de l'urée peuvent seuls fournir des indications précises au pronostic.

Lorsque le taux de l'urée du sérum oscille entre 0gr,50 et 1 gramme, le pronostic n'est pas immédiatement fatal ; entre 1 et 2 grammes, la survie dépasse rarement une année. L'évolution est plus rapide encore chez les malades dont l'azotémie oscille entre 2 et 3 grammes, c'est alors une question de mois ou de semaines en général. Enfin les chiffres supérieurs à 3 grammes ne s'observent qu'aux périodes ultimes de la maladie et leur constatation doit faire craindre la mort dans un délai très court.

La présence d'un excès d'urée dans le sérum est le meilleur témoin de la rétention de cette substance, et cela parce que, contrairement aux chlorures, l'urée s'accumule dans le sang, sans que tout son excès soit chassé dans les tissus.

On sait que chez certains brightiques, après ingestion d'un surcroît d'albuminoïdes, comme l'a montré Kornblum (1), ou

(1) KORNBLUM, Ueber die Ausscheidung des Stickstoffs bei Nierenkrank-

après ingestion d'un surcroît d'urée, ainsi que l'ont établi Achard et Paisseau (1), on observe souvent au début un déficit dans l'élimination azotée ; ce défaut d'équilibre azoté persiste plus longtemps que chez les sujets normaux, mais, après quelques jours, l'équilibre finit par s'établir spontanément et le malade rend alors par les urines une quantité d'urée correspondante à la quantité d'azote absorbée.

Rappelons que, pour mesurer l'activité des reins malades, Gréhant a proposé de comparer le poids d'urée contenue dans des volumes égaux d'urine et de sang.

MÉCANISME RÉGULATEUR DE LA RÉTENTION DE L'URÉE DANS LE SANG. — L'analyse chimique du sang répétée fréquemment et d'une façon systématique chez des brightiques soumis à une alimentation albuminoïde toujours exactement connue, nous a permis de pénétrer le mécanisme régulateur qui préside, chez certains malades, à cette amélioration du fonctionnement rénal par rapport à l'élimination de l'urée et à ce rétablissement de l'équilibre azoté. Il ne s'agit pas là d'un phénomène dû à la simple accumulation brutale de l'urée. Nous avons constaté que ce mécanisme régulateur se fait avec une précision telle, que, pour une même dose d'albuminoïdes ingérées, qu'elle provienne du lait ou de la viande, le degré de rétention uréique dans le sang se fixe à un chiffre assez constant. Ce chiffre varie suivant la perméabilité des reins pour l'urée, comme nous l'avons montré ailleurs (2).

Pendant de longues phases de l'affection, l'accumulation de l'urée dans le sang peut n'être que passagère, car, si du premier coup elle persistait d'une façon continue, l'urée atteindrait bientôt un taux dangereux, incompatible avec la vie, et que l'on ne trouve que dans les périodes terminales de la maladie. Au moment où l'équilibre azoté s'établit, la teneur du sang en urée s'élève à un chiffre qui se maintient tant que la ration d'albumine reste fixée au même poids. C'est, si l'on peut dire, la période d'état de la rétention uréique.

Pour triompher de la résistance que les reins opposent au

heiten des Menschen im Verhältniss zur Aufnahme desselben (*Arch. für path. Anat. und Physiol.*, CXXVII, 1892, 3, p. 409).

(1) ACHARD et G. PAISSEAU, *loc. cit.*

(2) WIDAL et JAVAL, Le mécanisme régulateur de la rétention de l'urée dans le mal de Bright; l'indice de la rétention uréique chez les brightiques (*C. R. de la Soc. de Biol.*, 1904, p. 301 et 304, et *Semaine méd.*, 1904, p. 347).

passage de l'urée, le sang se surcharge d'une certaine quantité de cette substance. Par une adaptation automatique, il se met à un état de pression uréique dont le taux varie suivant le degré de la lésion rénale et la quantité d'albumine ingérée.

La teneur du sang en urée peut rester fixe chez un brightique qui n'est pas à la période terminale de l'urémie tant que la ration d'albumine ne change pas, mais, pour une même quantité d'albumine ingérée, cette teneur du sang en urée varie d'un sujet à l'autre; elle varie également chez le même sujet suivant l'âge de la maladie. C'est une notion importante sur laquelle nous désirons insister, c'est elle qui permet de dégager, chez un brightique, ce que nous avons appelé l'*indice de la rétention uréique*.

Les deux termes de cet indice sont fournis par le chiffre de l'urée sanguine d'une part, et, de l'autre, par la quantité d'albumine contenue dans le régime fixe suivi par le malade. C'est la comparaison de ces deux termes qui permet d'apprécier le degré de la rétention uréique.

Lorsque l'urée, dans le sang, atteint les chiffres considérables de 3 à 4 grammes par litre, il n'est pas nécessaire de connaître la dose d'albuminoïdes ingérés pour conclure à une forte rétention. Mais de tels chiffres, nous l'avons vu, ne s'observent guère que dans les périodes terminales de la maladie, à une époque où le mécanisme régulateur ne peut plus compenser des lésions rénales trop avancées. Pendant presque toute la durée de l'évolution des néphrites chroniques, la quantité d'urée dans le sang se maintient à des chiffres beaucoup plus bas. C'est alors que, pour mesurer le degré de la rétention uréique, il est important de comparer ces chiffres à la quantité d'albuminoïdes ingérés.

Ainsi, un brightique qui, absorbant la dose normale de 100 grammes d'albuminoïdes environ, aurait 1 gramme d'urée par litre de sang, au lieu de 0^{gr},15 à 0^{gr},50, chiffres normaux extrêmes indiqués par les auteurs, présenterait un état de rétention uréique relativement faible, dont l'indice autoriserait la continuation d'un régime assez riche en albuminoïdes.

Ce même chiffre de 1 gramme d'urée constaté dans le sérum d'un brightique n'absorbant que 30 à 40 grammes d'albuminoïdes par jour témoignerait, au contraire, d'un état de rétention accentuée et pourrait commander des indications de diététique toutes différentes. D'ailleurs, l'inappétence est très fréquente chez les sujets dont le sang est surchargé d'urée.

Un brightique peut présenter dans le sang une dose d'urée d'apparence normale, tout en étant en état de rétention uréique. Pendant une période de son régime, une femme dont nous avons ailleurs rapporté l'observation, n'avait que $0^{gr},36$ d'urée dans le sang (1). Ce chiffre, qui n'aurait rien d'excessif pour une ration quotidienne de 100 grammes d'albuminoïdes environ, était, au contraire, un indice de rétention pour une ration de 28 grammes d'albuminoïdes, qui était celle que prenait notre malade pendant cette période d'observation.

Ainsi, grâce à ce mécanisme régulateur, le rein améliore son fonctionnement et retrouve à peu près exactement la perméabilité qui lui est nécessaire pour assurer le libre passage de l'urée qu'il est chargé d'éliminer.

L'organisme, pendant ce temps, reste en état de rétention uréique, et nous avons montré que le degré de cette rétention, souvent utile à connaître dans la pratique, ne peut être évalué que par la comparaison de la teneur du sang en urée avec la quantité d'albumine ingérée.

M. Ambard (2) a récemment vérifié le fonctionnement de ce mécanisme régulateur. Il a montré que le débit de l'urée urinaire varie proportionnellement au carré de la concentration de l'urée du sang, à condition que la concentration de l'urée dans l'urine reste à un taux constant; c'est-à-dire que chaque fois que l'urée du sang passe de 1 à 2 et à 3 le débit uréique passe de 1 à 4 et à 9. Le quotient de l'urée du sang par la racine carrée du débit urinaire est donc un chiffre constant $K = \dfrac{Ur}{\sqrt{D}}$. Chez l'homme normal, on trouve par la constante d'Ambard, ou coefficient uréosécrétoire, une valeur de 0,07. Ce coefficient augmente chez les azotémiques, et en cas de grande rétention uréique, il peut atteindre des chiffres dix et quinze fois supérieurs. Pour calculer la constante d'Ambard, on recueille l'urine pendant un temps très court, 40 minutes par exemple ; on mesure le volume exactement, on dose l'urée et on rapporte aux 24 heures. Pendant

---

(1) WIDAL et JAVAL, *C. R. de la Société de Biol.*, 1904, p. 301 et 304, et *Semaine méd.*, 1904, p. 347.
(2) L. AMBARD, Rapports entre le taux de l'urée dans le sang et l'élimination de l'urée dans l'urine (*Société de biologie*, 1910, p. 111 et 506). AMBARD et MORÉNO, Mesure de l'activité rénale par l'étude comparée de l'urée dans le sang et de l'urée de l'urine (*Sem. méd.* 1911, p. 181).

ces 40 minutes on fait un prélèvement de sang par ventouses ou par ponction de la veine et on dose l'urée du sang.

Dans la pratique journalière, nous dosons uniquement l'urée dans le sérum sanguin et cette seule analyse nous suffit pour nous permettre de porter, d'après les chiffres trouvés, un pronostic au moins approximatif de la durée du mal de Bright.

IX. — DIFFÉRENCE DES TROUBLES PHYSIQUES CONSÉCUTIFS A LA RÉTENTION DES CHLORURES ET A LA RÉTENTION DE L'URÉE.

L'URÉMIE HYDROPIGÈNE ET L'URÉMIE SÈCHE. —Tandis que le chlorure de sodium arrêté par le rein malade ne fait que passer dans le sang et reflue dans les tissus, il est au contraire dans la destinée de l'urée de s'écouler sans cesse des tissus vers le rein. Dernier terme de la désintégration des albuminoïdes, corps inassimilable, l'urée, en raison même de la simplification de sa molécule, est un corps adapté à l'élimination rénale. Elle entraîne au passage une certaine quantité d'eau de dissolution, d'où son action diurétique mise en évidence par Bouchard.

On peut se demander si une partie des phénomènes observés au cours de l'accumulation azotée n'est pas due précisément à ce fait que l'urée ou les autres substances de désassimilation, ne parvenant plus à trouver un libre écoulement vers le rein, encrassent les organites dont ils troublent le fonctionnement.

L'urée, en effet, n'est pas la seule substance qui fasse les frais de la rétention azotée. Des recherches nombreuses ont été faites par différents auteurs sur l'évaluation, dans le sang des brightiques, des divers composés azotés autres que l'urée, notamment par von Jaksch (1), Klemperer (2), Strauss, et Winterberg. D'autre part, von Jaksch et Weintraud auraient noté une augmentation des bases xanthiques; Strauss aurait vu une augmentation de l'alloxine, mais, comme il le fait observer lui-même, les procédés de recherche de ces derniers corps ne sont pas d'une sûreté absolue.

(1) R. von Jaksch, Ueber die klinische Bedeutung des Vorkommens von Harnsäure und Xanthinbase im Blute, der Exsudaten und Transsudaten (*Zeitschr f, Heilkunde,* XI. 1890, p. 415).

(2) G. Klemperer, Zur Pathogenese der Gicht (*Verein f. innere Medizin zu Berlin,* séance du 1er juillet 1895, XV, p. 174).

L'un de nous a montré avec Ronchèse (1) que le rapport de l'azote de l'urée à l'azote total non albuminoïdique du sérum oscille autour de 80 p. 100 chez les brightiques qui ne font pas de rétention azotée, comme chez les sujets normaux. Chez les brightiques azotémiques, ce rapport s'élève, au contraire, dans des proportions considérables : il peut atteindre jusqu'à 92 et 96 p. 100.

Si l'on fait l'analyse de quelques autres substances azotées retenues, on voit que leur rétention est loin de s'élever proportionnellement à celle de l'urée. Ainsi, l'azote de l'acide urique est seulement doublé dans le sang des azotémiques, alors que l'azote de l'urée y est plus que décuplé. L'azote de l'ammoniaque, qui est un des composants les plus importants de l'azote résiduel, subit des variations plus minimes encore. Chez les azotémiques sa valeur est, en général, à peine doublée et parfois elle reste la même que chez des malades n'étant pas en état de rétention azotée. Aussi, au fur et à mesure que s'accentue l'azotémie, on voit le rapport de l'azote urique et de l'azote ammoniacal à l'azote total diminuer et suivre ainsi une marche inverse de celle du rapport azoturique.

C'est de l'urée que provient donc la presque totalité des substances retenues en excès dans le sang des brightiques azotémiques. Or, le rôle que l'urée est destinée à jouer dans l'organisme nous rend compte de la disproportion observée entre l'accumulation de cette substance et celle des autres corps azotés. Dérivée des albuminoïdes, fabriquée uniquement en vue de l'élimination rénale, l'urée, une fois formée, semble ne pouvoir subir aucune transformation dans la profondeur de l'organisme qui ne peut s'en libérer que par expulsion.

Les autres substances azotées dérivées des protéides peuvent, contrairement à l'urée, ne pas rester dans l'organisme à l'état de formations définitives. Ainsi l'ammoniaque en excès peut être reprise par le foie et transformée en urée dont la petite quantité ainsi produite viendra s'ajouter à la masse déjà existante dans le sang. On conçoit donc que, jusque dans les dernières périodes du mal de Bright, au moment même où l'accumulation de l'urée est portée au maximum, l'équilibre de l'ammoniaque puisse être relativement maintenu dans le sang si le foie continue à fonctionner.

(1) Widal et Ronchèse, Rapport de différentes substances azotées retenues dans le sérum sanguin, au cours du mal de Bright (C. R. de la Société de Biologie, 1906, p. 245).

La pression artérielle, d'après Achard et Paisseau, paraît susceptible d'être augmentée passagèrement sous l'influence de l'élévation du taux de l'urée dans le sang. Ces auteurs reconnaissent que ces changements de pression sont en tout cas moins réguliers que ceux auxquels donne lieu la rétention du chlorure de sodium, comme l'ont constaté Ambard et Beaujard.

Expérimentalement, Richter et Roth (1) ont les premiers établi que l'excès de concentration moléculaire du sérum, chez les animaux atteints de néphrite toxique, est dû, avant tout, à la rétention des produits azotés de désassimilation.

Strauss (2) reconnaît que, lorsque, pour le sérum, le point cryoscopique s'abaisse au-dessous de — 0°,59, la rétention azotée ne fait presque jamais défaut, mais il ne voit pas de corrélation exacte entre la quantité d'azote retenue et l'abaissement du point de congélation, car il trouve quelquefois ce dernier normal avec une très forte rétention azotée.

Nous avons trouvé que, dans certains cas où l'urée était très augmentée, l'abaissement anormal du Δ correspondait exactement à l'abaissement théorique que devait donner la quantité supplémentaire d'urée (et qui est environ de 0°,03 par gramme d'urée): ce sont les cas que nous classons comme *azotémie pure*.

Chez d'autres malades où l'analyse chimique révèle une augmentation anormale des chlorures du sérum, l'abaissement du Δ est proportionnel à l'excès des chlorures (0°,06 par gramme de chlorures); ce sont les cas de *chlorurémie pure*.

Mais il y a aussi des sérums pour lesquels l'abaissement du Δ ne correspond entièrement ni à un excès de chlorures ni à un excès d'urée: les rétentions qui produisent cette anomalie sont chimiquement encore indéterminées (3).

L'abaissement du point cryoscopique du sérum n'est donc pas toujours proportionnel à la teneur de ce liquide en urée, mais nous avons trouvé, comme c'était à prévoir, que, dans beaucoup de cas, il y a un lien très étroit entre la concentration uréique du sérum et l'abaissement du point de congélation; nous n'avons jamais eu à enregistrer, comme Strauss, de grandes rétentions azotées avec un point cryoscopique normal.

(1) Richter et Roth, Experimentelle Beiträge zur Frage der Niereninsuffizens (*Berl. klin. Wochenschrift,* 1889, n° 30-31).

(2) Strauss, *loc. cit.*

(3) Javal et Boyet, Classification des hyperconcentrations du sérum sanguin (*C. R. de la Soc. de Biol.,* 1910. p. 361 et 396)

Une élévation progressive de la tension osmotique finit donc par s'installer graduellement dans le sang au fur et à mesure qu'augmente l'encombrement azoté. L'abaissement du point de congélation est souvent parallèle à l'accumulation de l'urée et doit faire penser, en général, à une forte rétention de ce corps, mais il ne faut pas perdre de vue, comme le fait observer Strauss, qu'il peut être aussi le témoin de la rétention d'autres substances toxiques.

On sait avec quelle régularité à l'état normal la concentration moléculaire du sang se maintient autour d'un chiffre à peu près constant et y revient après de petits écarts momentanés, aussi ne peut-on se défendre de penser que la perturbation physique occasionnée par une tension osmotique excessive ne saurait se maintenir impunément sans jouer son rôle dans la genèse de certains accidents urémiques.

Nous avons rapporté dans différents mémoires une série de faits cliniques montrant qu'on peut observer dans le sang, au cours du mal de Bright, une accumulation d'urée portée au maximum variant entre 3 grammes et $6^{gr},32$, sans que le malade présente trace d'hydropisie ; nous avons rapporté inversement une série d'observations de brightiques infiltrés d'œdèmes dont le sérum sanguin examiné à diverses reprises contenait des quantités absolument normales d'urée.

La rétention uréique n'augmente pas la rétention chlorurée, ni l'hydratation qui en est la conséquence.

Nous avons observé enfin avec Froin (1) que la quantité d'urée est à peu près identique dans le liquide céphalo-rachidien et dans le sérum sanguin d'un même sujet, et l'un de nous (2) a montré que chez les azotémiques hydropiques, on trouve dans les hydropisies (liquide d'œdème, d'hydrothorax et d'ascite) une quantité d'urée sensiblement égale à celle du sérum. Si on fait une ponction lombaire chez un malade suspect d'azotémie, ou si, comme cela arrive fréquemment chez les cardio-rénaux, on trouve un peu de liquide d'hydrothorax, on pourra, en dosant l'urée dans ces liquides, se rendre compte avec une approximation suffisante de la rétention azotée sanguine.

(1) WIDAL et FROIN, L'urée dans le liquide céphalo-rachidien des brightiques (*C. R. de la Soc. de Biol.,* 1904, p. 282).
(2) JAVAL, Contribution numérique à l'étude de la composition des sérosités physiologiques pathologiques et de l'organisme chez l'homme (*Journal de Phys. et path. gén.,* juillet 1911).

L'accumulation de l'urée chez les brightiques commence par le sang ; l'excès de cette substance diffuse au même taux dans toutes les sérosités physiologiques et pathologiques de l'organisme.

Les signes qui caractérisent avant tout la grande azotémie sont l'inappétence avec ou sans troubles gastriques et l'état de fatigue, de prostration ou de torpeur. Ces troubles sont portés au maximum dans les périodes terminales.

Les phénomènes gastro-intestinaux ne sont pas rares au cours de l'azotémie. Parfois des malades rendent des vomissements aqueux, riches en eau ; l'état nauséeux peut alors expliquer l'inappétence. Un de nos azotémiques, en plus de ses vomissements, présentait des ulcérations de la bouche et un autre, observé avec Faure-Beaulieu, eut des selles hémorragiques causées par des ulcérations de l'intestin. L'inappétence progressive, qui va chez certains malades jusqu'au dégoût alimentaire et finit par être invincible, peut exister sans troubles gastro-intestinaux apparents.

Il y a là comme une révolte réflexe contre toute alimentation dans un organisme dont les humeurs, surchargées d'azote, présentent une concentration excessive.

La torpeur des azotémiques est une véritable narcose qui va du simple abattement avec prostration jusqu'à la somnolence et au coma complet. Chez les sujets purement azotémiques et qui ne sont pas infiltrés d'œdèmes, cette somnolence n'exclut pas la conservation de la connaissance. Le malade comprend les questions qu'on lui pose, mais sa torpeur est telle qu'il n'y répond qu'avec peine et seulement par signes. Il s'éteint même quelquefois, comme nous l'avons noté, dans un état d'angoisse douloureuse, incapable de tout mouvement, avec sensation de souffrance générale et de mort prochaine.

Chez ces brightiques inappétents, qui ne mangent presque plus, ou même qui ne mangent plus du tout, on trouve dans le sérum, durant les jours qui précèdent la mort, de gros chiffres d'urée, oscillant entre 3 et 4 grammes. L'excès d'urée qui augmente ainsi dans leur sang, aussi bien que celui qui se trouve dans leurs urines, ne peut provenir alors que de la désintégration des albuminoïdes de leurs tissus. On assiste ainsi dans la période terminale à une véritable cachexie, caractérisée par une fonte musculaire et un amaigrissement assez rapide pour produire, en dehors de toute déshydratation, une perte de quelques kilogrammes en peu de jours. On peut se demander si cette fonte musculaire n'a pas sa part dans la genèse de la fatigue extrême et de la torpeur présentée par les malades.

Le *prurit* des brightiques doit être également considéré comme un signe révélateur de l'azotémie. Chez sept malades, étudiés avec M. André Weill et qui présentaient un prurit très intense et persistant, l'analyse chimique nous a toujours montré l'existence d'une azotémie prononcée.

Enfin, il est un symptôme d'azotémie, dont nous avons pu tout récemment mettre en évidence la signification, avec MM. Morax et André Weill (1) : c'est la « rétinite brightique », encore dénommée « rétinite albuminurique ». Depuis longtemps l'apparition de cette rétinite, chez les sujets atteints de mal de Bright, était envisagée comme d'un très mauvais pronostic, et les ophtalmologistes avaient coutume de dire qu'elle faisait prévoir la mort à assez brève échéance. Nous avons donné l'explication de ce fait si bien observé, en montrant que les brightiques porteurs de rétinite vraie sont des azotémiques, que l'analyse du sérum sanguin dénote toujours chez eux une rétention uréique plus ou moins considérable. Dans un organe comme l'œil où, du vivant même du malade, l'ophtalmoscope permet une étude anatomo-pathologique des lésions, nous voyons les différents processus généraux que nous avons dissociés dans l'ancienne urémie, imprimer chacun sa marque particulière. A côté de l'œil brightique par hypertension, caractérisé par l'hémorragie rétinienne, et de « l'œil chlorurémique », dont la lésion est la congestion papillaire, il y a « l'œil azotémique » répondant à l'ancienne rétinite albuminurique.

Tels sont les symptômes principaux qui, chez un malade atteint de néphrite, doivent immédiatement faire songer à l'azotémie. Il n'y a, entre l'apparition de ces symptômes et le degré de la rétention uréique, aucun rapport obligé. On peut voir des malades, dont la santé paraît encore très satisfaisante, qui ne présentent aucun signe clinique d'azotémie et chez lesquels l'analyse du sang vient révéler une rétention uréique déjà notable. A l'inverse, il arrive qu'avec une azotémie encore légère, les sujets soient en état de torpeur ou d'intolérance gastrique ou soient porteurs d'une rétinite déjà manifeste. C'est là encore une des raisons qui doivent, chez tout brightique, faire pratiquer systématiquement le dosage de l'urée du sang.

(1) WIDAL, MORAX et ANDRÉ WEILL, Rétinite albuminurique et azotémie (*Bul. et mém. de la Soc. méd. des hôp.*, 1910, I, p. 429).

On voit donc toute la différence qui sépare chez les brightiques les symptômes de la rétention azotée qui, quel que soit son degré, n'aboutit qu'à *l'urémie sèche* et ceux de la rétention chlorurée dont relève toujours l'urémie *hydropigène*.

Mais ces syndromes azotémiques ou chlorurémiques, quelle que soit leur importance, ne résument pas tous les symptômes du mal de Bright, ni tous les phénomènes englobés jusqu'ici dans le cadre de l'urémie.

Certains brightiques peuvent, pendant de longues périodes de leur maladie, ne présenter qu'un syndrome urinaire léger se traduisant surtout par la présence d'albumine dans les urines, chez d'autres, on ne voit dominer longtemps qu'un syndrome d'hypertension vasculaire ou un syndrome de dilatation cardiaque.

On ne saurait classer les néphrites en formes cliniques immuables, car elles n'évoluent pas comme des entités morbides définitives. Les épithètes de chlorurémique et d'azotémique ne s'appliquent qu'à des syndromes de rétention, qui ne représentent en général qu'une phase de la maladie, qu'un moment de l'histoire de la néphrite dans les cas où un seul de ces syndromes existe à l'état isolé. Avec les progrès de la maladie et si la survie du malade le permet, la symptomatologie se complétera par l'adjonction d'un autre ou de plusieurs autres syndromes fonctionnels. En clinique, la plupart des néphrites aiguës ou chroniques qui s'offrent à l'observation sont d'ailleurs polysyndromiques; la chlorurémie, l'azotémie, l'hypertension y combinent diversement leur effets, et les désigner simplement par le terme clinique de chlorurémique ou d'azotémique serait contraire à la réalité clinique (1).

Il faut spécifier, pour chaque malade en particulier, qu'il s'agit d'une néphrite avec *chlorurémie*, ou *avec azotémie*, ou *avec hypertension*, ou au contraire d'une néphrite *avec chlorurémie et hypertension*, avec *chlorurémie et azotémie*, avec *hypertension et azotémie*, etc...

La rétention azotée peut se développer depuis le début jusqu'à la fin de la maladie sans se compliquer de rétention chlorurée. Le plus souvent ces deux rétentions combinent leurs effets au cours de l'insuffisance rénale, et finissent par se compliquer l'une

(1) WIDAL, Évolution générale des conceptions des néphrites. Les grands syndromes fonctionnels du mal de Bright. (*Presse méd,* 1912, p. 973).

l'autre; on voit des malades qui, pendant de longs mois, n'ont présenté que de la rétention chlorurée et qui finissent par être atteints de rétention azotée, apparaissant chez eux comme une complication terminale.

X. — LA CURE DE DÉCHLORURATION DANS QUELQUES MALADIES HYDROPIGÈNES ET EN PARTICULIER CHEZ LES CARDIAQUES.

Le régime déchloruré trouve aussi ses indications dans les hydropisies autres que celles observées chez les brightiques et surtout dans celles qui relèvent d'une cause mécanique.

Nous résumerons principalement dans ce chapitre les notions aujourd'hui acquises sur la chloruration et la déchloruration chez les cardiaques.

L'un de nous a recherché avec Froin et Digne (1) si le chlorure de sodium n'avait pas sur les œdèmes cardiaques une action hydropigène comparable à celle que nous venions de constater chez les brightiques. Vaquez et Laubry (2) ont fait de leur côté des recherches analogues, et récemment Vaquez et Digne (3) ont publié d'importants travaux sur cette question de la cure de déchloruration chez les cardiaques.

Chez l'asystolique hydropique, Huchard (4) avait noté que la polyurie provoquée par la digitale s'accompagnait de polychlorurie. A la suite de la première communication que nous avons faite avec Lemierre sur la pathogénie de l'œdème brightique, Merklen (5) a rapporté une observation dans laquelle en dosant chaque jour les chlorures urinaires, au cours de la polyurie digi-

(1) WIDAL, FROIN et DIGNE, La chloruration et le régime déchloruré chez les cardiaques (*Bull. et mém. de la Soc. méd. des hôp.*, 1903, p. 1208).

(2) VAQUEZ et Ch. LAUBRY, Le régime hypochloruré chez les cardiaques (*Soc. méd. des hôp.*, 1903, p. 1222).

(3) VAQUEZ et DIGNE, De l'asystolie survenant au repos. Rôle de la rétention chlorurée dans la pathogénie de l'insuffisance cardiaque (*Bull. et mém de la Soc. méd. des hôp.*, 1905, p. 561). — La cure de déchloruration au cours des maladies du cœur (*Bull. et mém. de la Soc. méd. des hôp.*, 1905, p. 714, et *Tribune méd.*, 19 août 1905, p. 517). — DIGNE, *La cure de déchloruration*, Thèse de Paris, 1905.

(4) HUCHARD, Traité de thérap. appl. de A. ROBIN, fasc. 10, p. 109.

(5) P. MERKLEN, La rétention du chlorure de sodium dans l'œdème cardiaque (*Bull. et mém. de la Soc. méd. des hôp.*, 1903, p. 725).

talique, il mettait en évidence d'une façon saisissante la polychlorurie provoquée par ce médicament; cette hyperchlorurie cessa avec l'œdème. La courbe chlorurique et la courbe urinaire avaient suivi des tracés parallèles.

Chauffard (1) a montré de son côté comment, chez les cardiaques soumis à cette médication, le poids du malade et le taux des urines variaient en sens inverse. « C'est, dit-il, le rapport des deux tracés qui est vraiment instructif, qui permet de suivre l'évolution de la cardiopathie, de contrôler l'action des méthodes thérapeutiques. »

A l'occasion de la communication de Merklen, Achard disait avoir observé avec Lœper une aggravation des symptômes chez deux asystoliques, sous l'influence de l'ingestion de 10 grammes de chlorure de sodium, et avoir constaté avec Laubry une augmentation de l'œdème sous l'influence de l'injection sous-cutanée de cette même dose. L'un de nous a rapporté également à cette occasion que, sous l'influence de la simple injection de 10 grammes de chlorure de sodium, il avait vu, avec Lesné et Ravaut, les œdèmes et un épanchement pleural augmenter chez un cardiaque.

Nos recherches avec Froin et Digne ont porté sur des cardiaques venant d'avoir des œdèmes apparents ou en présentant encore des traces quand nous avons commencé à les suivre. De propos délibéré, nous avons écarté de notre étude tout sujet atteint de cachexie cardiaque qui a priori ne doit pas réagir davantage à l'alimentation déchlorurée qu'il ne réagit aux médicaments; la courbe du poids et le bilan des échanges, la teneur du régime en eau et sa valeur en calories étaient notés avec la même précision que chez les brightiques.

Un premier point est ressorti de nos observations : c'est que tout cardiaque, même alors qu'il vient d'être libéré d'une crise d'asystolie avec œdèmes, n'est pas sensible au chlorure de sodium ingéré. Ainsi, chez trois de nos malades, à peine sortis d'asystolie, le chlorure de sodium était sans effet sur les œdèmes. Bien plus, le poids diminuait progressivement, malgré un supplément quotidien de 10 grammes de chlorures alimentaires.

Dans ces cas, le bilan des chlorures nous montre tantôt une élimination de sel par les urines en quantité à peu près égale

(1) A. CHAUFFARD, Rapport des courbes d'urines et de poids chez les asystoliques à grands œdèmes (Bull. et mém. de la Soc. méd. des hôp., 1903, p. 749).

ou même un peu inférieure à celle absorbée ; tantôt au contraire, ce bilan indique une quantité de sel éliminée très supérieure à celle ingérée. Le chlorure de sodium, dans ce dernier cas, est entraîné dans la débâcle urinaire au fur et à mesure de son absorption.

Chez de tels sujets si, sous l'influence du sel ingéré, le poids, au lieu de s'élever, continue à s'abaisser, c'est sans aucun doute parce qu'au moment où l'épreuve de la chloruration alimentaire est instituée, le cœur et les vaisseaux ont déjà retrouvé leur tonicité. La chasse sanguine ayant repris son cours régulier, le sel n'est plus entraîné dans les liquides infiltrés par un courant osmotique contrarié.

Tous les cardiaques sont loin de supporter de cette façon une alimentation chlorurée. Chez trois malades, sous l'influence d'une ingestion supplémentaire de chlorure de sodium, nous avons vu au contraire les tissus s'infiltrer et le poids du corps s'élever. Ces sujets présentaient une méiopragie fonctionnelle de leur muscle cardiaque ou une gène de la circulation porte par foie cardiaque.

Le régime déchloruré composé de pain, de viande, de pommes de terre, de beurre sans sel, appliqué chez quatre de nos cardiaques, a laissé le poids stationnaire ou ne l'a fait diminuer que dans de faibles proportions.

Les résultats ont été les mêmes, que la déchloruration ait été tentée immédiatement après que le malade avait été soumis, soit au régime lacté, soit au régime ordinaire de l'hôpital (4e degré), soit à l'épreuve de la chloruration alimentaire.

Dans ces observations, le régime déchloruré a donc arrêté le poids dans sa marche ascendante, mais n'a pas su le faire baisser d'une façon très marquée. Chez les cardiaques, on assiste plus rarement que chez les brightiques aux rapides effondrements de poids sous l'influence du régime déchloruré.

C'est qu'au cours des cardiopathies, les conditions sont tout autres qu'au cours des néphrites. Chez le brightique, la rétention se fait avant tout, nous l'avons vu, au niveau du rein frappé d'imperméabilité relative pour le sel. Chez le cardiaque, au contraire, la chloruration est pour ainsi dire passive, elle est régie par des actes mécaniques et des conditions d'hydrostatique qui n'existent pas chez le brightique à prédominance épithéliale. Le chlorure ingéré, entraîné par le courant osmotique dévié, va s'accumuler dans les régions, où sous l'influence de la défaillance cardio-vasculaire, la stase est déjà plus marquée. Le sel attire à leur niveau de nouvelles quantités de liquide et les infiltrations augmentent d'autant.

Il est plus facile pour le sel ingéré de pénétrer dans les tissus d'un cardiaque que d'en sortir. En supprimant le sel du régime d'un tel malade, on supprime en même temps une cause d'hydratation et on arrête les progrès de l'infiltration. De ce fait, on n'a pas rendu au système cardio-vasculaire l'énergie qui lui manque ; aussi la chasse sanguine ne s'étant pas améliorée, le poids reste ce qu'il était ou ne baisse que dans des proportions minimes. Les conditions d'hydrostatique ont un rôle adjuvant si considérable dans la genèse des œdèmes cardiaques que l'horizontalité obtenue par le simple repos au lit est un moyen mécanique qui, souvent, en dehors de toute thérapeutique, suffit avec le régime lacté, d'ailleurs pauvre en chlorures, pour amener la fonte des œdèmes par polyurie et polychlorurie, chez un asystolique entrant à l'hôpital, comme en témoignent plusieurs de nos observations.

Vaquez et Digne, qui ont apporté une série de documents intéressants sur la cure de déchloruration chez les cardiaques, ont en particulier fait ressortir que, chez des malades maintenus au lit, au repos moral et physique, l'ingestion des chlorures peut, en provoquant le retour des accidents, réveiller la débilité persistante du système cardio-vasculaire qu'à ce moment nos moyens ordinaires d'investigation sont impuissants à démasquer.

La chloruration prudemment administrée, comme l'ont fait ces auteurs, devient un excellent moyen de pronostic chez des malades en instance d'asystolie.

Tout en prescrivant un régime alimentaire constamment hypochloruré dès le début des cardiopathies, Vaquez et Digne ordonnent en plus une cure mensuelle de quatre jours de déchloruration stricte avec adjonction de digitale.

Les cardiaques qui, durant les phases de compensation de leur maladie, s'astreignent à se contenter de régimes peu salés pendant de longs mois, évitent la plupart des accidents dus à la rétention des chlorures, dans les périodes où survient la défaillance cardiaque. Soumis à un régime déchloruré prolongé, nous avons vu des cardiaques avec cœur affolé et pouls insaisissable ne faire que de l'asystolie sèche.

Les effets antihydropiques de la cure de déchloruration peuvent être utilisés contre l'ascite.

Le Gendre (1) avait fait entrevoir le rôle possible du chlorure de sodium dans le développement de l'ascite.

Olmer et Audibert (2) ont montré par des épreuves de chloruration alimentaire le rôle que pouvait jouer la rétention des chlorures dans l'ascite d'origine hépatique, et ont insisté sur la nécessité de soumettre à la cure de déchloruration les malades présentant ce symptôme.

Achard et Paisseau (3) ont constaté l'action suspensive du régime déchloruré dans un cas d'ascite cardiaque et ils ont vu la restriction des chlorures ingérés exercer la plus heureuse influence sur la résorption de l'épanchement dans un cas d'ascite cirrhotique.

A propos de la communication de Achard et Paisseau, l'un de nous a rapporté, avec Froin et Digne (4), l'histoire d'un malade atteint de cirrhose alcoolique du foie avec ascite et soumis au régime lacté, dont le poids s'éleva, en dix jours, de 5^{kgr},300 par l'addition quotidienne de 10 grammes de chlorure de sodium au lait absorbé.

Chez un autre cirrhotique ascitique, maintenu constamment à un régime isohydrique, nous avons vu, sous l'influence quotidienne de 10 grammes de chlorure, le poids augmenter de 8^{kgr},050 en neuf jours. Pendant une seconde période, l'alimentation étant restée la même, mais les 10 grammes de chlorure de sodium supplémentaires ayant été supprimés, le poids cessa d'abord de s'accroître et resta stationnaire, puis s'éleva bientôt de 3^{kgr}.700 en neuf jours. La cure de déchloruration a donc bien une action empêchante sur l'augmentation de l'ascite.

La suppression du sel peut arrêter l'ascension progressive du poids du malade, mais ne paraît pas suffire à déterminer des chutes de poids considérables, comme on l'observe souvent au cours de l'œdème brightique.

(1) LEGENDRE, Cancer gastro-hépatique. Anasarque sans albuminurie et hydrothorax double. Hypochlorurie (*Bull. et mém. de la Soc. méd. des hôp.*, 1903, p. 759).

(2) OLMER et AUDIBERT, De la rétention des chlorures dans l'ascite (*Marseille méd.*, 1er octobre 1903). — De la rétention des chlorures dans l'ascite d'origine hépatique (*Bull. et mém. de la Soc. méd. des hôp.*, 1903, p. 1450). — ACHARD, *Congrès français de méd.*, Liége, 1905.

(3) Ch. ACHARD et G. PAISSEAU, Chloruration et déchloruration dans l'ascite de cause cirrhotique et cardiaque (*Bull. et mém. de la Soc. méd. des hôp.*, 1903, p. 1165).

(4) WIDAL, FROIN et DIGNE, *Bull et mém. de la Soc. méd. des hôp.*, 1903, p. 1172.

Chez les ascitiques, on se trouve, en effet, en présence d'une hydropisie localisée, régie par une circulation spéciale et soumise à des conditions d'hydrostatique tout autres que celles observées chez les brightiques et même chez les cardiaques. On pourra donc voir des différences notables suivant l'état de réplétion plus ou moins considérable du système porte, suivant le degré plus ou moins notable de l'ascite au moment où est institué le régime de déchloruration. Il paraît plus facile pour le sel ingéré de pénétrer dans l'épanchement que d'en sortir.

Chez un malade atteint de cirrhose alcoolique avec œdème des membres inférieurs, Chauffard a constaté une action peu marquée sur l'ascite, mais très efficace sur les œdèmes.

P. Courmont (1) a rapporté l'observation d'un cirrhotique chez qui la ponction abdominale à elle seule entraînait une crise polyurique et hyperchlorurique intense par la décompression des vaisseaux et de la circulation rénale. La cure de déchloruration instituée à ce moment permit à cette polychlorurie de se maintenir, d'amener une véritable déshydratation des tissus et la guérison de l'ascite.

Dans deux cas fort bien étudiés au point de vue du bilan des chlorures, Nobécourt et Vitry (2) ont montré que l'ascite liée à la péritonite tuberculeuse pouvait diminuer sous l'influence de la cure de déchloruration.

La cure de déchloruration a été appliquée par Chantemesse (3) contre l'œdème de la phlegmatia alba dolens. Il a montré que la rétention des chlorures jouait un rôle dans la phlegmatia et que l'alimentation déchlorurante on pouvait arriver à diminuer ou à faire disparaître l'œdème malgré la persistance de l'oblitération veineuse. Chez une pleurétique portant des varices d'un membre, Chauffard et Boidin (4) ont vu, sous l'influence de l'ingestion de chlorure, le membre variqueux devenir œdémateux, rouge et douloureux. En réalisant ainsi cette poussée phlébi-

(1) P. GOURMONT, Guérison d'une ascite dans un cas de cirrhose hypertrophique par la cure de déchloruration (Soc. méd. des hôp. de Lyon, 1904, p. 48).

(2) NOBÉCOURT et VITRY, Soc. de pédiatrie, 25 février 1904.

(3) CHANTEMESSE, La phlegmatia alba dolens des typhiques et le régime hypochlorurique (Bull. de l'Acad. de méd., 1903, p. 98).

(4) CHAUFFARD et BOIDIN, Régime lacté ou cure de déchloruration comme mode de traitement des pleurésies à épanchement (Gaz. des hôp., 3 mai 1904, n° 51).

tique expérimentale, il ont fourni la contre-épreuve des faits rapportés par Chantemesse.

Ravaut (1) a eu l'idée de prescrire la cure de déchloruration à des malades atteints de dermatose suintante avec exsudation interstitielle dermo-épidermique. Ce sont là, en effet, de véritables œdèmes localisés contre lesquels il a obtenu d'excellents résultats sous l'influence du régime déchloruré. Inversement il a constaté chez une blanchisseuse atteinte de dermite artificielle une aggravation des symptômes sous l'influence de la chloruration alimentaire. Il y a là, comme le fait prévoir Ravaut, un principe diététique applicable à un grand nombre de dermatoses.

Enfin Paul Olivier (2) a montré que l'on pouvait attendre de bons effets du régime déchloruré dans le traitement de l'ulcère de jambe.

Cantonnet (3), qui assimile le glaucome à un œdème du corps vitré, semble avoir obtenu par le régime déchloruré des résultats satisfaisants chez des sujets atteints de rétention rénale des chlorures.

Bard et Daunay (4) ont rapporté les bons effets qu'ils ont obtenus par la déchloruration contre l'albuminurie et l'œdème gravidique.

Dufour (5) et Dopter (6) ont montré que, dans la convalescence de la scarlatine, on pouvait faire usage d'un régime mixte déchloruré. Dufour a montré ensuite que le régime déchloruré institué dès le début de la scarlatine, alors même que le malade était atteint d'albuminurie orthostatique préalable, loin d'avoir une mauvaise influence, avait l'avantage de soutenir les forces et de hâter la convalescence. Pater (7), de son côté, a insisté récemment

---

(1) P. RAVAUT, Un cas de dermite artificielle traitée par la cure de déchloruration (*Gaz. des hôp.*, 26 avril 1904, n° 48).

(2) OLIVIER, Le régime déchluré dans l'ulcère de jambe, Th. Paris, 1901.

(3) CANTONNET, Essais du traitement du glaucome par les substances osmotiques (*Arch. d'ophtalmologie*, 1904, p. 1).

(4) Paul BARD et R. DAUNAY, Chlorures urinaires et œdème pulmonaire chez une femme enceinte (*Soc. d'obstétrique de Paris*, 17 déc. 1903).

(5) DUFOUR, Alimentation dans la scarlatine (*Bull. et mém. de la Soc. méd. des hôp.*, 1905, p. 454 et 524). Albuminurie orthostatique, scarlatine, alimentation. Considérations sur l'albuminurie orthostatique (*Bull. et mém. de la Soc. méd. des hôp.*, 1906, p. 102).

(6) DOPTER, Le régime déchloruré préventif dans la scarlatine (*Bull. et mém. de la Soc. méd. des hôp.*, 1905, p. 523).

(7) PATER, Régime déchloruré dans la scarlatine (*Bull. et mém. de la Soc. méd. des hôp.*, 1906, p. 93).

sur les bons effets du régime déchloruré au cours de la scarlatine.

Jacquet (1) a vu un coryza s'améliorer par le régime déchloruré chez un albuminurique.

La polyurie hyperchlorurique critique de la pleurésie a été étudiée par Koranyi, Lesné et Ravaut (2), Achard, Laubry et Grenet (3), Micheleau (4), Chauffard et Boidin (5), P. Courmont et Jacques Nicolas (6).

Lesné et Ravaut ont conclu de leurs recherches que le chlorure de sodium urinaire diminuait dans toute pleurésie séro-fibrineuse en voie d'augmentation, variait peu dans toute pleurésie stationnaire et augmentait dans toute pleurésie en voie de régression.

Achard et Lœper ont constaté que la déchloruration déterminait une augmentation du taux des chlorures dans le liquide pleural.

Nous avons vu, avec Lesné et Ravaut, le liquide pleural augmenter chez une cardiaque sous l'influence de la chloruration alimentaire, et Achard et Laubry ont observé chez un pleurétique, une dyspnée très vive et une aggravation des signes physiques après injection sous-cutanée de 10 grammes de chlorure de sodium.

Chauffard et Boidin ont montré que la chloruration n'augmente l'épanchement que si elle est pratiquée pendant la période d'état de la maladie; dans ce cas, les chlorures urinaires n'augmentent pas après l'épreuve. Si, au contraire, la chloruration est pratiquée au moment où la courbe du poids est franchement descendante et pendant le temps où les signes cliniques montrent que l'épanchement diminue, cette chloruration alimentaire ne

---

(1) L. JACQUET, Coryza chez un albuminurique. Obstruction nasale prolongée. Influence favorable de l'hypochloruration (*Bull. et mém. de la Soc. méd. des hôp.*, 1904, p. 155).

(2) E. LESNÉ et P. RAVAUT, Renseignements fournis par la cryoscopie et le dosage des chlorures sur l'évolution des pleurésies séro-fibrineuses (*Presse méd.*, 20 février 1904, p. 82).

(3) ACHARD, LAUBRY et GRENET, L'excrétion chlorurique et ses rapports avec la marche des pleurésies (*Arch. gén. de méd.*, 1903, p. 1926).

(4) MICHELEAU, Valeur et significations de l'hyperchlorurie au cours des pleurésies tuberculeuses (*Revue méd.*, 1903, p. 982).

(5) CHAUFFARD et BOIDIN, *loc. cit.*

(6) P. COURMONT et J. NICOLAS, Hyperchlorurie et albuminurie de la convalescence (*Bull. et mém. de la Soc. méd. des hôp.*, 1904, p. 267).

détermine aucun accident et on voit les chlorures ingérés être éliminés immédiatement dans les urines. Chauffard et Boidin se sont encore demandé si le régime mixte déchloruré n'aurait pas une action favorable sur la diminution de l'épanchement, mais ils ont obtenu de meilleurs résultats avec la diète lactée. C'est le régime déchloruré surtout sous cette forme que proposent également ment P.Courmont et Nicolas à certaines périodes de la maladie. Il semble donc que l'épanchement de la pleurésie séro-fibrineuse soit moins facilement influencé que les autres variétés d'hydropisie par le régime déchloruré.

L'un de nous (1) a fait ressortir que le mécanisme qui préside au développement d'un épanchement ou d'un œdème doit différer suivant qu'il s'agit d'un transsudat ou d'un exsudat. Si l'épanchement de la pleurésie séro-fibrineuse classique ne réagit pas au régime déchloruré aussi bien que d'autres hydropisies, on doit en chercher l'explication dans sa nature inflammatoire, dans son petit volume et dans ce fait, que le chlorure de sodium n'y est attiré que secondairement. Cependant une transsudation mécanique peut y jouer un rôle surajouté et il n'est pas impossible qu'une chloruration alimentaire intensive n'accélère, dans une certaine mesure, le renouvellement de l'exsudat, comme le fait, dans ce cas, une injection locale d'eau salée.

Rappelons que Vincent et Laufer (2) ont montré les bons effets obtenus sur l'hyperchlorhydrie par la privation de sel. Hayem (3), qui avait constaté que le lait, faible en chlorures, n'amoindrit qu'à la longue l'excrétion chlorée, a rapporté avoir obtenu des effets plus rapides et plus intenses, en se servant du régime mixte hypochloruré. Enfin, Claude (4) dans la neurasthénie et dans l'asthme essentiel, Vincent (5) dans l'hystérie, ont obtenu des améliorations qui semblent montrer que le régime déchloruré peut, dans certains cas, trouver son application dans

(1) Ad. JAVAL, Les effets physiologiques et thérapeutiques de la déchloruration (*Arch. gén de méd.*, 1905, p. 1809) et Rapport pour le Congrès de l'Ass. fr. pour l'avancement des sciences. Cherbourg, 1905.

(2) VINCENT, *C. R. de la Soc. de Biol.*, 1904, p. 9. — LAUFER, *C. R. de la Soc. de Biol.*, 1904, p. 117.

(3) HAYEM, Les médicaments, 4ᵉ série, 1889 et *C. R. de la Soc. de Biol.*, 1904, p. 133.

(4) CLAUDE, La chloruration de l'organisme et les névroses (*Bull. méd.*, 1904, p. 600).

(5) VINCENT, *Bull. et mém. de la Soc. méd. des hôp.* 1904, 804.

les névroses autres que l'épilepsie où Ch. Richet et Toulouse
l'ont appliqué pour la première fois. Laufer (1) a fait remarquer
que les bons effets du lait au cours de l'épilepsie n'étaient dus qu'à
sa faible chloruration. Dans ces diverses maladies le régime déchloruré n'agit plus comme déshydratant et son étude dans ces
affections n'entre plus dans le cadre que nous nous sommes tracé
dans le présent volume.

XI. — PRATIQUE DE LA CURE DE DÉCHLORURATION.

Les règles qui président à l'application de la cure de déchloruration chez les brightiques découlent tout naturellement des
notions que nous avons longuement exposées dans les chapitres
précédents. Les développements dans lesquels nous sommes
entrés à leur sujet nous permettent d'exposer maintenant dans
toute sa simplicité la pratique de cette méthode.

La cure de déchloruration n'est que le traitement du syndrome de la rétention chlorurée. On ne peut prétendre avec
elle parer à tous les accidents des néphrites, mais elle permet de combattre et de prévenir certaines complications
redoutables qui, à elles seules, peuvent entraîner la mort.

Chez les sujets en état de rétention chlorurée, elle comporte deux indications distinctes : enlever à l'organisme le sel
et l'œdème qui l'encombrent, puis, une fois ce but atteint, ins-
tituer un régime dont la chloruration soit en rapport avec le
degré de perméabilité rénale du malade pour le sel.

La cure de déchloruration n'est pas seulement un régime
diététique, mais elle est également du même coup l'épreuve
de choix qui permet de juger, chez un brightique, du degré de
perméabilité des reins pour les chlorures.

Lorsqu'on entreprend le traitement d'un brightique avec
ou sans œdème apparent, on doit avoir pour habitude de
commencer par prendre son poids et par le mettre au régime
déchloruré strict. Le poids primitif, comparé à ceux qui seront
pris par la suite, nous permettra de juger des effets de la cure
et du degré d'hydratation apparente ou invisible présenté
par le malade.

(1) LAUFER, Thèse citée.

Chez un sujet soumis à un régime qui ne contient que le sel de composition des aliments, on est toujours facilement renseigné sur le chiffre des chlorures ingérés. Si le malade est au régime lacté, le compte est facile à faire ; il suffit de noter la quantité absorbée et de se rappeler qu'un litre de lait contient environ 1gr,60 de chlorures ; si le malade est à un régime mixte suffisant à sa ration d'entretien, on sait que l'on peut admettre qu'il absorbe environ 1gr,50 de chlorures naturels ; si la ration est restreinte, en ne comptant qu'un gramme environ pour les chlorures ingérés, on aura un chiffre assez approximatif pour établir un bilan en clinique.

Chez certains malades, dès le premier jour du régime, la chute du poids est déjà manifeste et continue les jours suivants ; c'est là l'indice d'une perméabilité relativement bonne. Chez d'autres, la déchloruration ne se produit pas immédiatement ; le poids reste alors stationnaire pendant quelques jours, oscillant de quelques centaines de grammes autour du chiffre primitif pour ne diminuer franchement que quelques jours après le début du régime.

La déchloruration, une fois installée, suit chez certains sujets une marche régulière, proportionnelle à la rétention ; en d'autres termes, elle va en diminuant à mesure qu'il reste moins de chlorures et d'œdèmes à chasser. La déshydratation se fait aussi quelquefois avec une rapidité surprenante. Nous avons vu qu'un de nos malades avait été jusqu'à perdre 28 kilogrammes en dix-sept jours ; on assiste alors à une véritable débâcle d'eau et de chlorure, rarement observée d'ailleurs dans de telles proportions ; mais il est fréquent de voir tomber le poids de 8 à 10 kilogrammes en une semaine.

La déchloruration, quoique régulière, peut être beaucoup plus lente et ne se chiffrer chaque jour que par une petite perte de poids. Certains malades mettront six semaines à évacuer graduellement les 12 à 15 kilogrammes d'eau d'hydratation que d'autres perdront en quinze à vingt jours.

La déchloruration est en général plus lente et plus pénible chez les malades qui se lèvent une partie de la journée. Les déchlorurations rapides ne s'observent guère que chez les malades gardant strictement le lit.

La déchloruration peut s'arrêter en route sans qu'on puisse toujours en saisir la raison. On voit des malades qui, après avoir perdu facilement quelques kilogrammes d'œdème, s'immobilisent dans un poids stationnaire et conservent encore de l'infiltration des membres inférieurs dont ne peut triompher le régime déchloruré, s'il n'est aidé par les diurétiques. La déchloruration a parfois ses insuccès; ils ne s'observent guère que dans les cas complexes ou chez les malades qui étaient depuis longtemps déjà chargés d'œdèmes, lorsqu'ils ont commencé à se soumettre au régime et au traitement. Dans ces cas seulement, et lorsque tous les autres moyens ont échoué, on peut avoir recours à l'application de mouchetures ou de tubes de Sonthey, qui permettent quelquefois de retirer en un seul jour plusieurs litres d'œdème, mais c'est une méthode à n'employer qu'avec les plus grandes précautions, car on sait combien l'infection est à redouter au niveau des ulcérations de la peau sur des membres œdématiés.

Lorsque la déchloruration suit sa marche normale, il est très important de noter, dans la courbe descendante du poids journalier, celui de ces poids qui correspond à la disparition de l'œdème visible. Nous savons qu'il faut pousser le traitement plus loin et que le poids d'un homme pris en état d'anasarque doit descendre encore de quelques kilogrammes pour chasser le préœdème.

Lorsque après déshydratation complète on a constaté que le poids était resté immobilisé depuis quelques jours, on peut, en tâtant prudemment la perméabilité rénale du malade, chercher jusque dans quelle mesure il est possible de rechlorurer son régime. Chaque cas à ce sujet comporte ses indications spéciales, et l'on peut dire que chaque brightique a sa formule de déchloruration.

On commence par permettre au malade d'ajouter chaque jour à la composition de ses aliments la petite dose rigoureusement pesée de 3 grammes de sel. Déjà, suivant la façon dont s'est comportée la déshydratation pendant la cure, on peut souvent prévoir le plus ou moins grand degré de perméabilité retrouvée par le rein, mais les premières doses de chlorure additionnelles ne doivent pas dépasser 3 grammes chaque jour.

Si le poids du malade guéri de son hydropisie ne subit aucune augmentation, ou si l'analyse montre que la quantité supplémentaire est régulièrement éliminée, on peut élever la dose progressivement jusqu'à 5 grammes, et même quelquefois 8 et 10 grammes. On est souvent surpris de la grandeur de la perméabilité retrouvée. Il faut dans le régime rester toujours au-dessous de la dose de tolérance. Alors même que la perméabilité semble se maintenir pendant de longues périodes, si le malade ne peut

s'astreindre à mesurer le sel ajouté chaque jour pour la préparation de sa nourriture, il doit au moins faire choix d'aliments
aussi peu salés que possible, s'il veut éviter d'être surpris par
les retours imprévus de l'imperméabilité.

La cure de déchloruration ainsi pratiquée se règle d'elle-même
à sa mesure. Elle est en même temps une épreuve de chloruration alimentaire à rebours qui renseigne sur la rétention avec
hydratation et sur les rétentions sèches que Ambard et Beaujard
ont rencontrées dans la néphrite interstitielle. L'épreuve qui consiste à ajouter la dose massive de 10 grammes de chlorure de
sodium au régime ordinaire d'un malade a rendu des services
comme procédé d'étude, mais on ne saurait plus l'appliquer
d'une façon constante aujourd'hui que l'on connaît toute la nocivité du sel pour un malade menacé d'hydropisie.

Chez le brightique à prédominance épithéliale, on peut atté-
nuer la sévérité du régime suivant les périodes de la maladie ;
chez le brightique interstitiel, l'aptitude à retenir les chlorures,
qui, d'après Ambard et Beaujard, une fois acquise, demeurerait
permanente, imposerait, d'après ces auteurs, une durée illimitée
du régime déchloruré.

Chez les brightiques œdémateux, les régimes déchlorurés suf-
fisent souvent, en dehors de toute intervention thérapeutique, à
supprimer les œdèmes, mais il peut être utile à certaines périodes et chez certains malades, de hâter l'expulsion des chlorures
par une action médicamenteuse adjuvante.

Les sudorifiques ont une action plus trompeuse qu'efficace ;
ils enlèvent bien de l'eau à l'organisme, mais ils ne chassent que
peu de matières extractives, comme l'a montré depuis longtemps
Landouzy, et n'éliminent pas davantage de chlorures. Or nous
savons qu'une déchloruration sans déshydratation augmente
dans les humeurs la concentration moléculaire qui ne tardera
pas à revenir à son taux normal par rétention de l'eau ingérée.

Les purgatifs, en augmentant l'eau évacuée dans le tube diges-
tif, chassent en même temps une certaine quantité de chlorures,
mais leur élimination par cette voie n'est jamais bien importante ;
elle est plus appréciable dans les cas de diarrhée naturelle,
comme nous l'avons constaté.

C'est dans la diurèse que l'on doit chercher des moyens véritablement efficaces pour provoquer une déchloruration thérapeutique.

Nous savons maintenant que les médicaments les plus aptes à provoquer chez le brightique la polyurie et la fonte des œdèmes, agissent surtout en provoquant la polychlorurie.

Nous avons fait (1) une étude comparative de l'action déchlorurante des diurétiques les plus souvent employés. Nous avons constaté que chez les brightiques, la scille et l'azotate de potasse n'ont qu'une action insignifiante et que l'acétate de potasse à la dose de 10 grammes paraissait un peu plus actif, mais que son action était inconstante.

La théobromine, ainsi que les médicaments qui en sont composés ou qui en dérivent, est le diurétique par excellence et aussi le déchlorurant le plus puissant. Chez certains sujets, il est bon d'en prolonger l'emploi, mais, chez d'autres, il est préférable de l'administrer par périodes. La dose quotidienne doit, suivant les cas, varier de 0^{gr},50 à 2^{gr},50.

L'agurine (acétate de théobromine sodique), la [théocine et l'acétate de théocine sodique sont des diurétiques [puissants qui, [en raison même de leur action déshydratante et déchlorurante intensive, doivent être maniés prudemment et à petites doses.

Les belles recherches de L. Beco et L. Plumier (2) ont montré que les dérivés xanthiques, tels que l'agurine, la théocine, l'acétate de théocine sodique, la caféine provoquent par action directe sur la paroi vasculaire la vaso-dilatation active des vaisseaux rénaux, l'augmentation de la masse et de la rapidité du sang qui traverse le rein dans l'unité de temps. Cette influence vasculaire rénale a donc son influence sur la polyurie qui suit l'administration de ces médicaments.

Dans les cas où la déchloruration est difficile, la digitale ajoutée à petites doses à la théobromine, en corse parfois l'action, mais elle est incapable de produire à elle seule, chez le brightique épithélial, la polyurie libératrice avec polychlorurie. C'est que l'œdème brightique n'est pas produit comme l'œdème cardiaque par la défaillance du cœur et le défaut de tonicité des vaisseaux qui, en déterminant la stase veineuse, changent le sens du

_____

(1) Widal et Javal, La chlorurémie et la cure de déchloruration dans le mal de Bright (*Presse méd.*, 1903, p. 701).

(2) L. Beco, Le régime déchloruré (*Rapport au VIIe Congrès français de méd.*, Liége, 1905). — L. Beco et L. Plumier, Action cardio-vasculaire de quelques dérivés xanthiques (*Journ. de physiol. et de pathol. gén.*, 15 janvier 1906, p. 60).

courant osmotique, et appellent le chlorure de sodium dans les tissus infiltrés. Il ne suffit pas simplement de rendre au cœur et aux vaisseaux plus de force et de contractilité pour accélérer la vitesse du courant sanguin, pour augmenter l'endosmose, et pour reprendre la sérosité des œdèmes avec ses chlorures, comme le fait la digitale; il s'agit de rendre au rein la perméabilité perdue pour le chlorure de sodium. C'est le diurétique rénal par excellence, la théobromine, qui, en rétablissant dans le rein le courant des chlorures, exonérera l'organisme du sel qui l'encombre et produira la polyurie libératrice.

Le rapport entre la polyurie et la polychlorurie développée par la digitale a été constaté, comme nous l'avons rappelé dans le chapitre précédent, par Huchard et par Merklen. Chauffard a fait voir, de son côté, comment, chez des cardiaques, soumis à cette médication, le poids des malades et le taux des urines varient en sens inverse. Nous avons montré que les différences dans l'action de la digitale et de la théobromine chez le cardiaque et chez le brightique pouvaient se mesurer par le taux des échanges chlorurés.

En résumé, la théobromine trouve souvent ses indications chez le brightique chlorurémique, mais son emploi ne saurait jamais, en tout cas, faire abandonner l'alimentation sans sel. On ne comprendrait plus aujourd'hui l'alliance d'un médicament déchlorurant et déshydratant comme la théobromine et de l'aliment hydropigène par excellence, le sel.

XII. — COMPOSITION DES RÉGIMES DÉCHLORURÉS.

Les régimes déchlorurés, en raison de la variété de leur composition, permettent, tout en restreignant le sel ingéré, de proposer aux malades une nourriture que l'on peut modifier suivant leur goût et dont l'hydratation aussi bien que la quantité et la qualité des éléments nutritifs peut être réglée avec grande commodité.

Passons d'abord en revue la liste des aliments qui peuvent entrer dans le menu d'un brightique à déchlorurer, nous verrons ensuite comment on doit en composer la ration.

Le *pain* prescrit ne doit pas être salé par le boulanger. Les

pains ordinaires contiennent en général, par kilogramme, 8 à
10 grammes de chlorures ajoutés, la croûte étant toujours, proportionnellement à son poids, plus salée que la mie. Les pains
de luxe sont toujours plus salés que les pains de ménage ; la
croûte du pain de luxe arrive couramment à atteindre une teneur
en chlorures de 17 à 18 grammes, par kilogramme (1). Si l'on
admet que nous consommons en moyenne 500 grammes de
pain par jour, on peut compter que le pain nous fournit souvent
à lui seul la moitié de notre ration habituelle de chlorures : d'où
la nécessité de défendre sévèrement le pain ordinaire aux malades à déchlorurer.

La fabrication du pain sans sel ne présente pas grande difficulté.
On arrive à obtenir une pâte qui ne renferme que $0^{gr},10$ centigrammes de chlorures par kilogramme, c'est-à-dire une quantité minime provenant en grande partie de la farine. Ce
pain déchloruré a le petit inconvénient de se dessécher assez
rapidement. Son eau de constitution s'évapore plus vite que
celle du pain ordinaire où elle est retenue par la propriété hygro-
scopique du sel ajouté. En fabriquant le pain à la viennoise avec
de la farine de gruau, à laquelle on ajoute, pour faire la pâte, en
même temps que l'eau, une certaine quantité de lait, on retarde
la dessiccation ; le pain ainsi préparé a de plus une saveur douce et
agréable.

La *viande* ne contient en moyenne que 1 gramme de chlorures
par kilogramme ; soit $0^{gr},10$ pour 100 grammes. C'est cependant
un des aliments qui se passe le plus facilement de sel. Elle doit
toujours être donnée fraîche et peut être absorbée crue, grillée, ou
rôtie, sans sel et additionnée de beurre, de moutarde, de citron
ou d'un filet de vinaigre.

Les viandes rouges de bœuf ou de mouton et, parmi les viandes
blanches, celle du poulet, sont les meilleures à prescrire. C'est
sans raison que l'on donne souvent la préférence à la viande de
veau, qui est moins digestive et qui peut subir des décomposi-
tions que son apparence n'indique pas. Nous n'avons jamais
observé que les viandes blanches fussent préférables aux viandes
rouges pour l'alimentation des brightiques.

Les *poissons d'eau douce* dont la chair ne renferme par kilogramme que quelques centigrammes de chlorures, peuvent être

(1) Javal, La panification et le pain déchloruré, bromuré ou ioduré
(*Journal de diététique*, 1912, p. 267).

préparés frits ou au court-bouillon.Ils sont les seuls qui peuvent entrer dans une cure stricte de déchloruration, la chair de certains poissons de mer contenant parfois jusqu'à 4 grammes de chlorure de sodium par kilogramme de parties fraîches.

Les *œufs frais* s'absorbent facilement crus ou à la coque sans sel. La moyenne des analyses donnent 0ᵍʳ,07 centigrammes de chlorure pour un œuf de poule. C'est là une quantité totale minime, et comme un œuf ne pèse que 50 grammes environ, on voit que ce chiffre représente la proportion de 1ᵍʳ,40 de sel par kilogramme d'œufs. En ordonnant à un malade deux œufs par jour, on ne lui fait absorber de ce fait que 0ᵍʳ,14 de chlorures. Les jaunes d'œufs peuvent entrer dans la composition des sauces qui aident à relever le goût du régime.

Le *beurre frais*, qui est en majeure partie constitué de substances grasses, renferme une proportion très variable de chlorures comprise entre 1 et 14 grammes par kilogramme, d'après les analyses de Kœnig et Duclaux. En limitant le beurre à 50 grammes par jour, on donne au malade un maximum de 0ᵍʳ,70 de sel.

La *crème fraîche* peut également être prescrite, de même qu'une petite quantité de certains fromages sans sel.

Les *pommes de terre* constituent un excellent aliment pour le brightique. Elles se mangent facilement sans sel, cuites à l'eau ou au four, sautées au beurre jusqu'à rissolement, en salade ou en purée avec du lait ou frites.

Le *riz* est un aliment également précieux; il peut se préparer de façons différentes : en particulier au sucre, au lait et en entremets variés.

Les petits pois au beurre ou au sucre, les carottes, les poireaux cuits en asperges, la chicorée, la laitue, les haricots verts, le céleri, les artichauts, les salades à l'huile et au vinaigre entrent également dans le régime (1).

La préparation des différents légumes herbacés demande certains artifices, si l'on veut les rendre appétissants sans addition de sel. La gelée (2), que les cuisinières appellent glace de viande,

(1) En se reportant aux analyses que nous avons citées p. 18, on pourra juger de la quantité très minime de chlorures que renferment à l'état naturel certaines substances végétales.

(2) Cette gelée est préparée avec 1 kilogramme d'os de veau et 1 kilogramme de jarret de veau, pour 3 litres d'eau, avec les abatis de deux poulets, des légumes de pot-au-feu et des carottes en abondance. Après avoir fait cuire comme un pot-au-feu, on passe de façon à ne laisser que le bouillon. On réduit ensuite au coin du fourneau pendant cinq

peut, si elle est préparée sans sel, être utilisée pour donner du goût aux sauces et aux légumes sur lesquels on la fait fondre. En employant chaque jour 30 ou 40 grammes de cette gelée pour les préparations culinaires et en joignant à son usage celui de l'estragon, du thym, du laurier, de l'oignon, du persil, on arrive à donner à certains mets une saveur qui fait très bien oublier l'absence du sel. On compose ainsi des sauces béarnaises, hollandaises, et mousselines qui constituent, pour absorber les viandes, les poissons et certains légumes, un régal que l'on peut permettre aux malades, à condition qu'ils en fassent un usage discret.

On prépare assez facilement des soupes maigres aux légumes, que l'on peut additionner d'une petite quantité de pâtes telles que tapioca ou vermicelle.

Le bouillon contient jusqu'à 10, 12 et 15 grammes de chlorure de sodium par litre. C'est avant tout une véritable solution de sel et c'est à sa forte chloruration que sont dus les accidents immédiats observés depuis longtemps à la suite de son usage chez certains brightiques ou chez certains cardiaques. Privé de sel, il est d'un goût inacceptable et en ne le faisant pas entrer dans le régime, on a d'autant moins à perdre, qu'il est pour ainsi dire dépourvu de valeur alimentaire.

Les sucreries, les pâtisseries sans sel, tous les fruits crus sans exception, en compote ou en confiture, peuvent être donnés largement.

Le chocolat est un excellent aliment, d'autant plus qu'il contient, d'après A. Gautier, de $0^{gr},67$ à $1^{gr},93$ de théobromine pour 100 grammes de son poids.

Les malades éprouvent toujours au début une certaine difficulté à s'habituer à la fadeur du régime déchloruré. Il est donc important de leur indiquer que les autres épices ne sont pas contraires au régime. A ce point de vue, le poivre, le vinaigre, le citron peuvent leur rendre de précieux services, de même que certains aliments à goût fort comme le céleri et le cresson. L'accoutumance au régime se produit au bout d'un temps varia-

à six heures à très petit feu, sans couvrir et en écumant tous les quarts d'heure jusqu'à réduction du tout à 1/4 de litre environ. Il n'entre que fort peu de chair musculaire dans les substances qui servent à sa fabrication et elle ne contient pour ainsi dire pas de matières extractives ; elle ne renferme que la petite quantité de chlorures naturels contenus dans les substances qui entrent dans sa composition.

ble suivant les individus. Après quinze jours elle se manifeste toujours très nettement et il est très exceptionnel qu'après trois mois, les malades ne déclarent pas que le régime leur est devenu complètement indifférent et ne les gène en rien. Ils en sont toujours eux-mêmes les premiers surpris.

Comme boisson, il faut assurer à son malade l'absorption quotidienne d'un litre et demi à deux litres environ. On peut remplacer l'eau ordinaire par les diverses eaux minérales qui ne contiennent par litre que quelques centigrammes de chlorures. L'eau peut être additionnée de sucre, de citron, de sirop, au goût du malade.

Le *thé*, le *café*, la *bière*, le *cidre* ne renfermant que des quantités de chlorures tout à fait négligeables, et étant légèrement diurétiques, peuvent être prescrits avec mesure.

Le *vin*, qui a été si longtemps proscrit de la table des brightiques avec la sévérité que l'on sait, ne nous a jamais paru, à dose modérée, présenter le moindre inconvénient chez les divers malades que nous avons suivis.

Les conserves, les viandes salées ou fumées, les différentes espèces de charcuteries, la choucroute, le pain ordinaire, les huîtres et les moules, les poissons de mer, la plupart des fromages doivent tout naturellement être toujours proscrits du régime même dans les périodes où l'on est amené à en adoucir la sévérité et à permettre une faible chloruration. Certains de ces produits artificiellement salés renferment une quantité véritablement norme de chlorures. Il suffit, pour s'en convaincre, de jeter un coup d'œil sur les tables de König ou sur les chiffres rapportés par Munk et Ewald (1), A. Gautier et les divers auteurs qui se sont occupés d'alimentation.

Le *lait*, dont on connaît depuis longtemps les bons effets au cours de certaines néphrites, doit avant tout ses qualités à sa pauvreté en sel; on a fait souvent avec lui la déchloruration sans le savoir. Il reste toujours un aliment utile et commode à faire entrer dans le régime et il est bon de ne pas oublier qu'on a en lui un aliment qui, dans certaines circonstances, peut, à lui

---

(1) D'après Munk et Ewald (Traité de diététique, trad. française, Paris, 1897, p. 147), la viande de porc salée contient 5 p. 100 de chlorure de sodium, la morue 8,5 p. 100, le hareng 14 p. 100, les anchois 20 p. 100. Le caviar, d'après König (Chemie der menschlichen Nahrungs und Genussmittel, 1904, Bd II, p. 572) en contiendrait 6,20 p. 100. Le beurre salé, d'après Duclaux (Le lait, Paris, 1894), en renferme de 6 à 7 p. 100.

tout seul, suffire pendant un temps à la nutrition d'un malade;
il fournit l'appoint important du régime lacto-végétarien, qui est
déjà une alimentation mieux appropriée que le régime lacté pur,
à condition que l'on n'ajoute pas de sel aux végétaux herbacés
ou amylacés qui le composent.

Le lait ne doit plus cependant être considéré comme l'aliment
inoffensif que l'on peut donner sans compter aux brightiques et
il faut se garder de penser que l'on a rempli toutes les indications
diététiques en imposant strictement à ses malades le régime lacté.
Donner du lait sans compter aux brightiques, c'est les exposer à
prendre un régime trop chloruré et trop hydraté pour certains
d'entre eux et en tous cas toujours hyperalbumineux. Le lait
nécessaire pour une ration d'entretien, contient en effet près de
4 fois plus de chlorures qu'un régime mixte déchloruré susceptible
de subvenir aux mêmes besoins, soit 5gr,50 au lieu de 1gr,50; il
contient enfin environ 3 litres d'eau et au moins 120 grammes
d'albumine, c'est-à-dire plus que n'en comporte la ration normale.

D'autre part, le régime lacté absolu est souvent mal supporté,
il est à la longue débilitant et beaucoup de malades finissent
par en éprouver le dégoût; d'autres souffrent, par son usage, de
dyspepsie gastrique ou intestinale.

La quantité des albuminoïdes à prescrire est au moins aussi
mportante à fixer que leur provenance. Le régime lacté ne doit
pas être systématiquement opposé au régime carné, comme on
l'a fait trop longtemps. Il ne faut pas perdre de vue qu'un litre
de lait contient au moins autant d'albumine que 180 grammes
de viande. La viande n'est pas pour le brightique un aliment
nocif, pourvu que la ration en soit à peu près proportionnée à la
quantité d'azote dont les reins peuvent assurer le passage, sans
forcer l'accumulation d'urée dans le sang.

COMPOSITION DE LA RATION. — Nous connaissons maintenant les
aliments, qui, privés de sel, peuvent entrer dans le régime d'un
brightique, mais comment en composer la ration?

Nous avons montré dans nos premières observations d'étude
que, chez un brightique épithélial à grands œdèmes et à grosse
albuminurie, on pouvait, en pleine poussée aiguë, voir l'albuminurie diminuer et les œdèmes s'effondrer en remplaçant les
3 litres 1/2 de lait qu'il absorbait par un régime isothermique et
isohydrique dans lequel il entrait 400 grammes de viande crue,
100 grammes de sucre 80 grammes de beurre, 500 grammes de

pain ou 1 000 grammes de pommes de terre. L'emploi de telles quantités montre jusqu'à quelle dose on peut élever, chez certains malades, la ration de ces diverses substances, tout en tirant de la cure de déchloruration tous les bons effets qu'on est en droit d'en attendre. Dans la pratique il est inutile d'atteindre de telles quantités qui fournissent un nombre de calories supérieur à celui dont a besoin l'homme au repos; on doit commencer par un régime moins substantiel. Depuis longtemps déjà (1) nous prescrivons couramment aux brightiques, en même temps que des substances amylacées suivant leur appétit et suivant les circonstances, 100 à 200 grammes de viande par jour, ce qui donne un chiffre restreint d'albumine.

Gadaud (2) a rapporté les différents menus qui sont donnés aux malades de notre service; il a indiqué la ration moyenne suivante qui s'applique à un grand nombre de brightiques et qui est celle que nous commençons par prescrire aux malades qui entrent avec de l'appétit, et cela alors même qu'ils sont chargés d'œdèmes : pain déchloruré 200 gr., viande 200 gr., légumes 250 gr., beurre 50 gr., sucre 40 gr., eau 1 lit. 1/2, vin 30 centilitres, café 30 centilitres).

Avec un peu d'habitude, les malades qui doivent pendant longtemps s'astreindre à un tel régime, arrivent à reconnaître au jugé les portions qui leur sont permises avec une exactitude suffisante pour qu'ils n'aient plus besoin, au bout d'un certain temps, de les peser d'une façon constante.

Le régime que nous venons d'indiquer donne environ 1 500 calories, chiffre suffisant pour un malade au repos, et 60 grammes d'albumine qui assurent la quantité d'azote nécessaire pour la conservation et la régénération des tissus.

Il y a toujours intérêt pour des malades, dont les humeurs sont encombrées d'un excès de molécules, à observer une diète relative. L'élimination de ces molécules en excès impose déjà à leur rein un travail suffisant qu'il faut éviter d'accroître par un régime trop substantiel.

Une telle ration n'a rien d'immuable, elle n'est qu'une moyenne et la proportion des diverses substances qui la composent peut être sans cesse modifiée par le médecin, suivant la marche de la maladie, suivant la tolérance et suivant l'appétit des malades.

(1) F. WIDAL, La cure de déchloruration dans le mal de Bright (*Arch. gén. de méd.,* 1904, p. 1293).
(2) GADAUD, Thèse citée.

Elle doit être diminuée encore lorsque surviennent les symptômes qui font redouter l'azotémie (1) ; dans ce cas, la restriction du régime est d'ailleurs en général commandée par l'inappétence spéciale du brightique azotémique. La restriction du régime dans certains cas doit être momentanément poussée jusqu'à la diète hydrique telle que la donne Rénon, ou jusqu'à la diète lactosée qui permet de fournir encore à l'organisme un certain nombre de calories.

En dehors de ces faits particuliers, dans nombre de cas, la ration moyenne que nous venons d'indiquer est susceptible au contraire d'être augmentée.

Nous élevons en général les proportions de viande, de pain et de légumes de façon à subvenir largement à la ration d'entretien chez les chlorurémiques qui, pleins d'appétit, reprennent la vie active, après avoir vu, sous l'influence du régime déchloruré, s'effacer les œdèmes et disparaître les accidents qui en provenaient. On est souvent surpris de la facilité avec laquelle s'installe chez eux l'accoutumance au régime, surtout si l'on ne néglige pas de leur indiquer les petits moyens culinaires qui permettent de masquer pour certains aliments l'absence du goût du sel.

Le brightique doit toujours éviter tout excès alimentaire. Le régime ne saurait s'accommoder des menus immuables dans leurs parties constituantes, comme ceux que fournissent théoriquement quelques livres de diététique. Pour le choix des aliments à prescrire aux brightiques, il faut se rappeler que les graisses et les hydrates de carbone (dont les derniers termes de désassimilation sont l'acide carbonique et l'eau) sont brûlés dans l'organisme sans fatigue par le rein. Pour ne pas priver les brightiques d'aliments agréables, il est bon de savoir que beaucoup de nos mets usuels ne sauraient apporter de surcharge nutritive. Ainsi, les fruits équivalent à de l'eau légèrement sucrée et les salades n'ont de nourrissant que l'huile qu'on y ajoute. On sait que les légumes frais en général ne renferment presque uniquement que des hydrates de carbone.

Le pain et le riz, qui sont les plus azotés parmi les aliments

(1) Il est bon de prendre l'habitude de doser l'urée dans le sang des saignées, dont les indications sont si fréquentes au cours du mal de Bright. Le chiffre d'urée trouvé dans le sérum comparé à la quantité d'albumine contenue dans le régime suivi par le malade, permet d'apprécier le degré de la rétention uréique et de modifier, si besoin est, la quantité d'albuminoïdes à ingérer.

végétaux, renferment de 6 à 9 p. 100 d'albuminoïdes. Le brightique peut donc prendre, presque sans compter, à l'inverse du diabétique, une nourriture végétale.

Au contraire, les aliments du règne animal (viandes et poissons) renferment en général une quantité insignifiante d'hydrates de carbone et en moyenne de 14 à 20 p. 100 d'albuminoïdes; un œuf total contient environ 6 grammes d'albumine.

Il suffit de se rappeler ces quelques chiffres, pour composer un régime dont on réglera facilement la teneur en albuminoïdes. Le reste de la ration d'entretien peut être demandé sans compter aux hydrates de carbone et aux graisses, en se réglant sur l'appétit des malades qui souvent est loin d'exiger les 2 600 calories qu'on considère comme la ration normale de l'homme bien portant au repos (1).

Nous venons de voir que les régimes déchlorurés, tout en fournissant un moyen de provoquer l'élimination des chlorures ou d'en prévenir la rétention, peuvent, en raison de la grande variété qu'ils comportent, se prêter facilement au goût du malade et remplir toutes les indications diététiques qui se posent chez le brightique. Grâce à eux, le médecin peut graduer facilement non seulement la ration des chlorures, mais encore celles des trois principes fondamentaux : graisse, hydrate de carbone et albumine.

(1) Rappelons que si l'on veut calculer en calories une alimentation donnée, il faut avoir recours aux tables donnant la composition des aliments usuels et se rappeler que 1 gramme d'hydrate de carbone ou d'albuminoïde fournit 4,2 calories, et 1 gramme de graisse 9,3. Voici, à titre d'exemple, la composition pour 100 parties de quelques substances alimentaires :

	Albumine.	Graisse.	Hydrate de carbone.
Pain	8,8	1	55
Viande	21	12	0
OEuf	12,2	10,7	0,5
Poisson	15	4,5	0
Riz	6,4	0,4	78,1
Pommes de terre	1,8	1,5	20
Cerises	0,7	0	15
Salades	1,4	0	2,1

XIII. — CONCLUSIONS.

L'action hydropigène du chlorure de sodium retenu chez certains brightiques n'a plus besoin d'être démontrée et il est bien établi que chez eux la seule suppression du sel ajouté aux aliments peut suffire, en dehors de toute autre intervention, à provoquer la déshydratation de l'organisme. C'est là le fondement de la cure de déchloruration ; la simplicité du remède répond bien à la simplicité de la cause.

L'action hydratante est l'apanage du chlorure de sodium retenu chez les brightiques. L'urée, en particulier, cette autre substance dissoute dont l'accumulation est si fréquente chez les néphritiques, est incapable par sa rétention d'hydrater les tissus au cours du mal de Bright ; ses molécules s'accumulent dans le sang et cherchent sans cesse à forcer la barrière rénale. Les molécules de chlorures retenues suivent un courant inverse qui, du sang, les porte vers les tissus. Tandis que la rétention des chlorures détermine l'urémie hydropigène, la rétention azotée n'aboutit qu'à l'urémie sèche.

On observe souvent au cours du mal de Bright une dissociation de l'imperméabilité du rein pour les chlorures et pour l'urée ; les deux rétentions peuvent exister isolées ou combinées ; elles présentent bien quelques caractères communs, mais elles ont aussi des caractères qui les différencient et qui, au cours de certains états urémiques, permettent souvent de faire la part qui revient à chacune d'elles.

Les régimes déchlorurés exercent encore leur action déshydratante sur les œdèmes cardiaques et permettent parfois d'arrêter la marche d'une hydropisie résultant d'une gène de la circulation, comme celle de l'ascite cirrhotique, mais ils ont une action beaucoup plus restreinte contre les hydropisies de nature inflammatoire, comme celles de la pleurésie, par exemple.

L'imperméabilité des reins pour les chlorures est telle chez certains brightiques que l'on doit abaisser jusqu'à ses dernières limites la dose de chlorure permise ; le lait, qui doit avant tout ses qualités à sa faible chloruration, peut être un aliment trop salé encore pour ceux dont les reins sont ainsi presque complètement fermés pour les chlorures. C'est sur de tels malades que la cure de déchloruration nous fait assister à ce spectacle inattendu d'un albuminurique infiltré d'œdèmes, plus amélioré par un régime carné et amylacé privé de sel, que par le régime lacté jusque-là prescrit comme le seul salutaire.

L'imperméabilité rénale pour les chlorures n'est jamais absolue; elle n'est toujours que relative et peut présenter tous les degrés; bien plus, elle varie chez un même sujet d'une période à l'autre de la maladie. Dans nombre de cas, la perméabilité rénale est encore suffisante pour permettre une légère chloruration alimentaire. C'est alors que le lait, aliment faiblement chloruré, exerce l'action bienfaisante qui lui est depuis longtemps reconnue.

Lorsqu'on entreprend de traiter un brightique infiltré d'œdèmes, il faut commencer par lui prescrire un régime strictement déchloruré. Par tâtonnements, en interrogeant la courbe du poids régulièrement dressée et surtout en consultant le bilan des chlorures, on arrive à régler d'une façon suffisamment exacte la dose de tolérance qu'il faut toujours se garder d'atteindre dans l'alimentation.

La cure de déchloruration, tout en étant une méthode de traitement contre la rétention chlorurée, est du même coup la méthode de choix pour l'épreuve de la chloruration alimentaire et permet de dépister les rétentions de sel.

Tous ceux qui ont pratiqué la cure de déchloruration, savent avec quelle rapidité saisissante on voit, sous son influence, les œdèmes s'effondrer, chez certains brightiques. Le régime ne donne pas toujours des succès aussi réguliers; la déchloruration a parfois ses difficultés. Chez certains sujets, la déshydratation ne s'obtient que lentement, et, pour renforcer l'action du régime, il faut alors le secours de médicaments diurétiques.

Les régimes déchlorurés, même prolongés, sont sans inconvénient pour les brightiques. Quoi qu'on fasse, jamais la privation de sel ne peut être absolue : ce corps est répandu dans la nature avec une profusion telle, qu'aucune substance n'en est complètement dépourvue.

Si l'homme sain, pour satisfaire ses sensations gustatives, peut se permettre chaque jour l'excès de chlorures alimentaires que comporte sa ration ordinaire, l'homme frappé dans ses reins ou dans son système cardio-vasculaire doit se préoccuper sans cesse de la chloruration de son régime et doit toujours craindre d'accumuler des réserves de chlorures dans ses tissus.

En dehors même des périodes d'insuffisance rénale et d'asystolie où le régime déchloruré absolu s'impose, un brightique ou un cardiaque doit toujours faire usage d'une alimentation aussi peu salée que possible, car il ne sait jamais à quel moment précis l'usage exagéré du chlorure de sodium pourra de nouveau lui être nuisible.

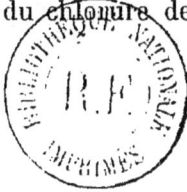

TABLE DES MATIÈRES

15811-11. — CORBEIL, Imprimerie CRÉTÉ.

www.ingramcontent.com/pod-product-compliance
Lightning Source LLC
Chambersburg PA
CBHW060626200326
41521CB00007B/905